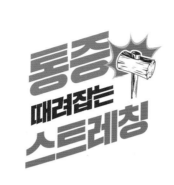

목, 어깨, 허리, 무릎, 손목
5대 통증 뿌리 뽑는 하루 10분 스트레칭

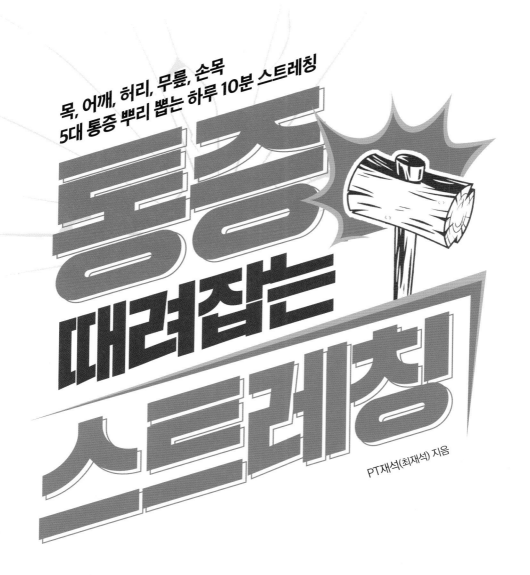

통증 때려잡는 스트레칭

PT재석(최재석) 지음

센시오

Prologue

간단한 스트레칭으로
한국인의 5대 통증을 뿌리 뽑으세요

"이런 이야기는 처음 들어요!"
"내 몸이 이렇게까지 망가진 줄은 몰랐습니다……."
병원에서 환자분들께 가장 많이 듣는 말입니다.
손목이 아파 병원을 찾은 환자의 어깨를 치료하면 다들 의아한
반응부터 보입니다. 왜 아픈 곳을 내버려두고 엉뚱한 곳을 치
료하느냐는 눈빛으로 저를 바라보지요. 하지만 금세 "제 어깨
가 이렇게나 많이 굳어 있었나요?"라며 놀라는 분이 많습니다.

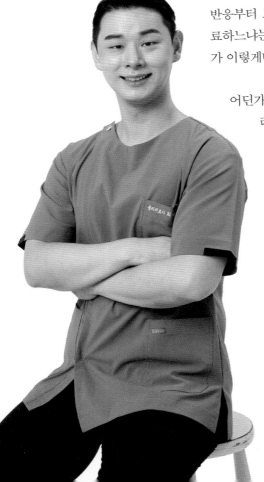

어딘가 아파서 병원에 가면 당연히 아픈 곳만 치료받을 거
라 생각합니다. 그런데 통증의 원인이 다른 곳에 있다
며 생각지도 못한 곳을 지목하면 얼마나 황당할까
요. 저는 지금까지 그런 '황당한' 치료를 주로 담
당해왔습니다. 물론 겉으로 보기에만 엉뚱할 뿐,
인체의 근육과 뼈의 구조, 신경과 혈관의 흐름, 관
절의 운동 범위 등 통합적인 의학 지식을 토대로
구축된 체계적인 치료법입니다. 하지만 처음 경
험하는 환자들에게는 아무래도 낯선 것이 사실이
지요. 그래서 의심 끝에 질문을 던지는 분도 계시고,
대체 메커니즘이 뭐냐며 궁금해하는 분도 계셨습니
다. 그럴 때마다 최대한 쉽게 말씀드리려고 노력했
지만, 병원 치료 도중 그 이유를 하나하나 설명하기
는 현실적으로 버거웠습니다.

환자분들이 궁금해하는 내용을 집에서 확인하고 스스로 관리할 수 있게 끔 돕기 위해 시작한 것이 유튜브 채널 '물리치료사 PT재석'입니다. 덕분에 많은 환자분들이 유튜브 영상을 보고 통증의 원인과 해결법을 알게 되었다고 감사의 마음을 전해주셨습니다. 저 또한 유튜브 채널에 게시된 구독자 댓글을 통해 가벼운 통증부터 만성 통증, 급성 통증, 복합적 통증에 이르기까지 여러 케이스를 마주하며 치료 체계를 더 탄탄하게 다질 수 있었습니다.

이 책은 제가 병원과 유튜브 채널에서 설명한 여러 가지 내용 중 핵심만을 골라 엮은 것입니다. 특히 한국인이 자주 겪는 5대 통증을 중심으로 구성해, 남녀노소 누구든 몸이 아플 때 펼쳐 보고 바로 적용할 수 있도록 했습니다. 운동 역학 같은 전문 지식이 없는 분도 편하게 볼 수 있도록 최대한 쉬운 용어로 통증의 원인과 발생 이유, 해결법까지 꾹꾹 눌러 담았으니, 순서대로 읽다 보면 금세 내 몸의 통증에 대해 파악할 수 있을 겁니다.

이 책을 통해 많은 분들이 아픔에서 벗어나 행복한 삶을 살아가시기 바랍니다. 더불어 아는 만큼 더 잘 보일 전문가 분들에게도 이 책이 통증에 대해 한 번 더 생각하게 만드는 책, 도움이 되는 책이 되었으면 하는 바람입니다.

"운동은 나에게 맞춰서 아프지 않게!
오늘 하루도 건강하고 행복하게 보내시기 바랍니다."

최재석

Contents

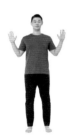

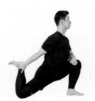
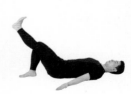
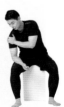

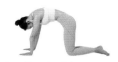

Chapter 1
정형외과 환자 수 1위,
등&어깨 통증

Chapter 2
전 연령 입원 환자 수 1위,
허리 통증

Chapter 3
의료비 지출 1위
무릎 통증

Chapter 4
10대부터 발병하는
목 통증

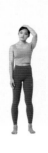

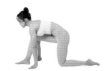

Chapter 5
직장인의 고질병
손목 & 팔꿈치 통증

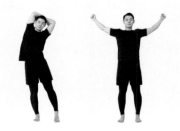

BASIC
GUIDE

아는 것 같지만 잘 모르는 스트레칭

드라마를 보면 아침에 일어나서 가장 먼저 하는 행동이 기지개를 켜는 것이다. '기지개를 켜다'를 인터넷 검색창에 검색하면 스트레치(stretch)라는 단어가 나온다. 이 책의 주제인 스트레칭은 그만큼 모든 사람들이 알고 있으며 일상생활 중 자연스럽게 나오는 행동이다.

그러면 우리는 스트레칭에 대해 얼마나 잘 알고 있을까? 스트레칭은 근육을 시원하게 늘이며 몸의 밸런스를 잡아주는 동작이지만, 잘못 시행하면 오히려 우리 몸을 망가뜨릴 수 있는 양날의 검이다.

예를 들어보자. 목이 자주 뻐근한 사람 중에는 승모근이 약한 사람이 많다. 약해진 승모근으로 어깨 무게와 목의 움직임을 보조하다 보니 항상 근육이 당겨지고 늘어나서 스트레스를 받는다. 이런 사람은 목이 늘 아프며, 심할 경우 두통이 생기기도 한다. 그런데 힘이 없어 당겨지고 늘어난 승모근을 스트레칭으로 다시 늘이는 게 과연 올바른 처방일까?

또, 매일 고개 숙여 공부하느라 목 앞 근육은 짧아지고 목 뒤 근육만 늘어나 일자목이 되어버린 학생을 생각해보자. 뒷목이 아프다고 호소하는 학생은 과연 어디를 스트레칭해야 할까. 대부분 아픈 부분을 마사지하고 스트레칭하겠지만 이것이 항상 정답은 아니다. 때에 따라 아프지 않은 곳, 통증 부위에서 멀리 떨어진 곳을 먼저 강화해야 할 때도 있다. 우리의 몸은 여러 부분이 연결되어 움직이는

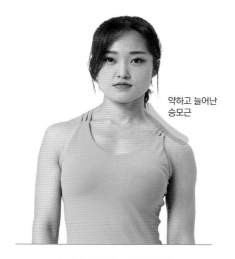

약하고 늘어난
승모근

한쪽 승모근이 약해진 경우
→ 스트레칭을 잘못하면 악화된다.

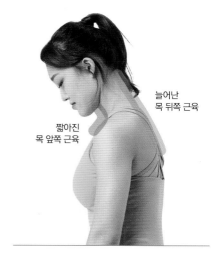

늘어난
목 뒤쪽 근육

짧아진
목 앞쪽 근육

일자목이 된 경우
→ 짧아진 앞쪽 근육을 스트레칭한다.

유기체이며, 통증의 원인은 통증 발생 부위가 아닐 수 있기 때문이다.

이 책은 통증을 잡기 위해 어디를 스트레칭해야 하는지는 물론, 통증이 발생하는 이유, 통증을 해결하는 과정, 통증의 재발을 막는 방법 등, 근골격계 통증에 대한 모든 것을 포괄적으로 설명했다. 또한 개개인이 통증의 원인을 찾고 스스로 필요한 부분을 마사지 및 스트레칭할 수 있도록 체크 리스트와 함께 해결책을 싣고 실용적인 팁까지 곁들였다. 병원에 갈 정도는 아니지만 어딘가 뻐근하고 아프거나 잘못된 자세 때문에 특정 부위가 늘 불편하다면, 이 책에서 해당 부분의 내용을 읽은 뒤 스트레칭 동작을 따라 해보자. 꾸준히 하다 보면 달라진 몸 상태를 느낄 수 있을 것이다.

2019년 1조 8천억 원의 요양급여 비용이 발생한 정형외과. 그만큼 본인 부담 비용도 높아지고 있다. 이에 이 책에서는 현대 한국인이 자주 겪는 5대 통증을 중심으로 챕터를 구성했다. 국민 대부분이 5대 통증 중 적어도 하나 이상을 경험했을 것이다.

잠시 아프고 만다면 다행이지만, 안타깝게도 잘못된 자세나 습관으로 인한 통증은 해를 거듭할수록 만성 통증으로 발전할 확률이 높다. 따라서 독한 소염진통제로 통증을 억누르기보다 근본적인 해결책을 찾는 것이 중요하다.

이제 올바른 스트레칭 방법을 익혀 건강을 챙기고 비용 부담은 줄여보자.

관절과 근육은
왜 아파질까?

사람은 노화가 진행되며 자연스럽게 몸에 문제가 생긴다. 나이가 들수록 근력이 떨어지고 관절의 연골이 마모되기 때문이다. 하지만 고령에도 등산을 어렵지 않게 하는 사람도 있는 반면, 20대라는 젊은 나이에 무릎이 아파서 병원에 오는 사람도 있다. 노화만이 문제가 아니라는 이야기이다.

사실 통증을 호소하는 사람들을 살펴보면 잘못된 자세를 오랫동안 취하는 사람이 많다. 일상생활을 할 때 통증을 일으키는 행동을 반복하는 것이다.

예를 들어보자. 공부하느라 오래 앉아 있는 중고등학교 학생들은 나이에 맞는 활동량을 채울 수 없어 몸 전체 근육이 약화되기 십상이다. 게다가 무릎을 굽히고 앞으로 웅크려 앉은 자세 때문에 허벅지 뒤쪽 근육과 가슴 근육이 짧아지고 엉덩이와 척추 근육이 약화되며 관절의 변형 및 통증이 발생할 수 있다. 이 자세가 오래 지속되면 결국 거북목이나 일자목으로 발전하거나 무릎이 아파져 병원을 방문하게 된다.

우리 몸은 유기적으로 연결되어 있으며 상호보완적이다. 몸의 일부분에 문제가 발생하면 다른 곳에서 대신 도와주어 문제가 발생한 곳이 충분히 쉬도록 배려해준다. 엉덩이를 다쳤을 경우, 다리 뒤쪽 근육과 허리 근육이 위아래에서 엉덩이 근육을 보조하여 상하체를 연결하고 움직일 수 있게 도와주는 식이다. 그러나 어쩌다 한두 번이 아니라 매일 지속적으로 같은 스트레스에 노출되면 결국 '약해진다 → 다른 곳을 사용한다 → 더 약해진다 → 다시 다른 곳을 사용한다'라는 악순환에 빠질 수밖에 없다.

문제는 우리가 공부나 업무를 하는 자세 자체가 이 악순환을 일으킨다는 점이다. 하루에 8시간씩 웅크리고 앉아 있으면 몸의 앞쪽은 수축되고 단단하게 뭉치는 반면, 몸의 뒤쪽은 지나치게 늘어나버린다. 이 상태가 지속되면 회복탄력성을 잃은 고무줄처럼 몸이 한순간에 무너지는 것이다.

현대 사회에 살면서 공부나 업무, 가사 등을 아예 안 할 수는 없다. 때문에 악순환을 끊어줄 해결책이 필요하다. 누구나 쉽게 접할 수 있고 빠르게 회복시켜주는 해결책이 바로 스트레칭이다.

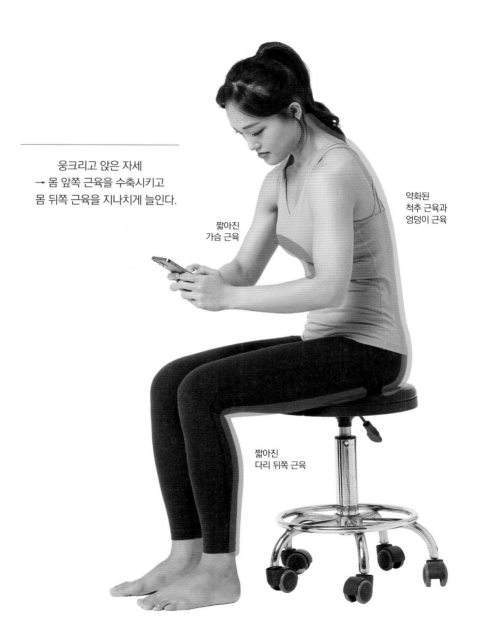

웅크리고 앉은 자세
→ 몸 앞쪽 근육을 수축시키고
몸 뒤쪽 근육을 지나치게 늘인다.

약화된
척추 근육과
엉덩이 근육

짧아진
가슴 근육

짧아진
다리 뒤쪽 근육

스트레칭은
어떻게 통증을
잡을까?

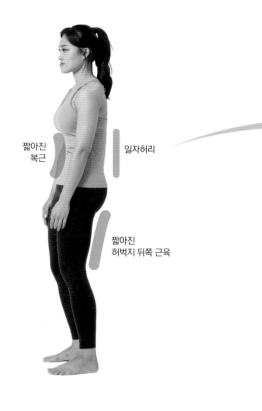

짧아진
복근

일자허리

짧아진
허벅지 뒤쪽 근육

스트레칭으로 잡을 수 있는 통증은 크게 두 가지로 나뉜다. 근육이 짧아져서 생긴 통증과 근육이 늘어나서 생긴 통증이 그것이다. 주먹을 강하게 5초간 쥐었다가 펴보자. 손바닥에 피가 통하지 않아 하얗게 질릴 것이다. 이것이 바로 짧아진 근육의 상태이다. 근육이 짧아지고 경직되면 고인 물이 썩듯 노폐물이 쌓이고, 혈액 순환이 원활히 되지 않으며, 쉬지 않고 힘이 들어가는 바람에 통증이 생긴다. 스트레칭은 이렇게 짧아진 근육을 이완하는 역할, 즉 강하게 쥔 주먹을 펴주는 역할을 한

다. 짧아졌던 근육이 이완되면 노폐물이 배출되고 혈액이 정상적으로 순환되며 통증이 사라질 것이다.

이번에는 반대로 엄지를 제외한 네 손가락을 5초간 뒤로 강하게 꺾어보자. 손을 꽉 쥐었을 때처럼 손바닥이 하얗게 변하며 피가 통하지 않을 것이다. 근육이 강제로 늘어나는 바람에 혈액 순환이 제대로 되지 않는 것이다. 근육은 근육대로 늘어난 자세를 유지하기 위해 계속 힘을 쓰다 스트레스를 받는다. 이렇게 늘어난 근육 또한 스트레칭을 통해 정상

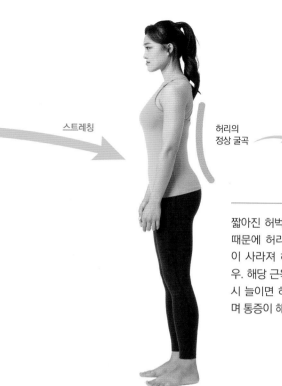

스트레칭　　　　　　　　　허리의　　　　　　　허리 통증
　　　　　　　　　　　　　정상 굴곡　　　　　　해소

짧아진 허벅지 뒤쪽 근육과 복근 때문에 허리의 자연스러운 굴곡이 사라져 허리 통증이 생긴 경우. 해당 근육을 스트레칭으로 다시 늘이면 허리의 굴곡이 살아나며 통증이 해소된다.

적으로 되돌려야 한다.

　스트레칭은 짧아진 근육은 자연스럽게 이완해 정상 길이로 만들어주고 늘어난 자세로 힘을 쓰다 문제가 생긴 근육은 정상 길이 내에서 힘을 쓸 수 있도록 만들어준다.

　지구에 사는 우리는 모두 중력의 영향을 받는다. 따라서 바른 자세로 효율적으로 중력과 싸워야 한다. 하지만 군데군데 짧아지거나 늘어난 근육은 스프링처럼 편하고 탄력 있던 자세를 일자허리, 일자목처럼 비효율적인 자세로 만들어 통증을 유발한다. 잘못된 자세

때문에 짧아지거나 지나치게 늘어난 근육 길이를 스트레칭을 통해 정상으로 되돌리면 당장의 통증은 물론 추후 생길 수 있는 2차적인 통증도 막을 수 있다.

　사실 이렇게 간단하고 명확한 몇 가지 이유를 제외하고도 스트레칭은 우리 몸의 근육을 정상적으로 사용할 수 있도록 도와주고 몸매 개선, 활력 충전 등 다양한 효과를 발휘한다. 남녀노소를 불문하고 스트레칭이 꼭 필요한 이유이다.

근육은 사용 순서가 정해져 있다

이 책의 핵심 내용은 스트레칭을 통해 근육의 정상적인 사용 순서를 바로잡는 것이다. 근육은 본래 어떤 근육이 먼저 쓰이고 어떤 근육이 나중에 쓰이는지 그 순서가 정해져 있다. 일반적으로는 안전하게 잡아주는 근육, 즉 속 근육, 몸통과 가까운 근육, 중력에 대항하는 근육이 먼저 빠르게 작용하여 활동에 앞서 든든한 버팀목을 만든다. 그 후 직접적인 움직임을 만드는 근육, 즉 바깥 근육 또는 몸통에서 먼 근육이 사용되어 안정적이고 강한 움직임을 만들어낸다.

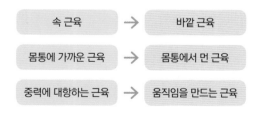

이해를 돕기 위해 간단한 예시를 들어보겠다. 무거운 물건을 들 때 정상적인 근육 사용 순서는 다음과 같다.

1. 횡복근, 골반기저근 등, 코어 근육이 긴장하며 몸통의 안정성 확보
2. 엉덩이 근육 및 척추기립근 등, 중력에 대항하는 근육 긴장
3. 회전근개 및 어깨 속 근육이 긴장하며 안정성 확보
4. 삼각근 및 이두근, 팔 근육 등, 물건을 들어 올리는 움직임 근육 사용

즉, 몸통을 안전하게 잡아주는 코어 근육이 먼저 긴장하고, 중력에 대항하는 엉덩이와 척추 근육이 움직인 다음, 물건을 들 때 힘이 실릴 어깨 근육이 긴장하며 안정적인 움직임을 대비한다. 실제로 물건을 들어 올리는 근육은 가장 마지막에 쓰인다. 움직임에 앞서 철저히 신체를 대비하는 게 우선이기 때문이다.

그런데 근육 사용 순서가 잘못되면 어떻게 될까. 몸을 탄탄하게 대비하기도 전에 물건을 드는 팔 근육부터 긴장해버린다. 그 다음 물건의 무게를 이겨내려고 척추기립근 등, 중력에 대항하는 근육이 사용된다. 이러면 몸통을

받치는 코어 근육과 어깨를 잡아주는 어깨 쪽 속 근육은 전혀 사용되지 못한다. 몸통과 팔을 탄탄하게 잡아주는 근육이 없으니 당연히 허리와 어깨에 부상을 입기 십상이다. 실제로 무거운 물건을 팔 근육으로만 들다 허리와 어깨가 다친 사례를 주변에서 자주 보았을 것이다.

문제는 근육 사용 순서가 흐트러진 사람이 생각보다 많다는 점이다. 잘못된 자세 때문에 지속적으로 짧아지고 민감도가 높아진 몇몇 근육이 정상적인 길이의 근육보다 우선적으로 사용되면서 근육 사용 순서가 엉망이 되어버린다. 근육 사용 순서가 흐트러지면 몸을 단단히 지탱하기도 전에 활동에 들어가버려 안전하지 못한 채로 움직이게 되고, 관절 움직임도 비정상적으로 틀어진다. 이런 상황이 지속되면 관절 및 근육, 기타 연부 조직에 문제가 생길 수밖에 없다.

안타깝게도 짧아지는 근육은 일상생활 중 자주 사용하는 근육인 경우가 많다. 잘못된

상태에서 자주 쓰다 보니 악순환이 계속되어 이미 짧아진 근육이 더욱 짧아지고 단단히 굳어버린다. 이는 시간이 지난다고 자연스럽게 개선되지 않기 때문에 운동이나 치료 등으로 따로 해결해야 한다.

스트레칭은 이렇게 짧아진 근육을 다시 정상적인 길이로 늘이고, 기존의 다른 근육과 협력하여 정상적인 순서로 움직이도록 만든다. 비정상 근육의 민감도를 떨어뜨리고 근육 사용 순서를 바로잡으며 관절의 움직임을 원래대로 돌려놓는 것이다.

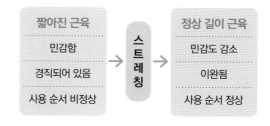

근육 사용 순서가 흐트러지며 발생하는 대표적인 문제인 회전근개 손상. 이두근 및 가슴 근육이 짧아지고 어깨의 회전근개 근육이 약한 상태에서 갑자기 무거운 물건을 들거나 빠른 동작을 취하면 관절이 부딪치며 근육과 관절에 손상이 간다. 근육이 어깨를 안정적으로 잡아주지 못하는 데다, 어깨의 움직임이나 활동성이 원활하지 못한 상태에서 무리하게 움직였기 때문이다.

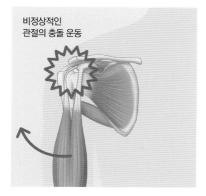

비정상적인 관절의 충돌 운동

짧아지기 쉬운 근육 ──●
늘어나기 쉬운 근육 ──●

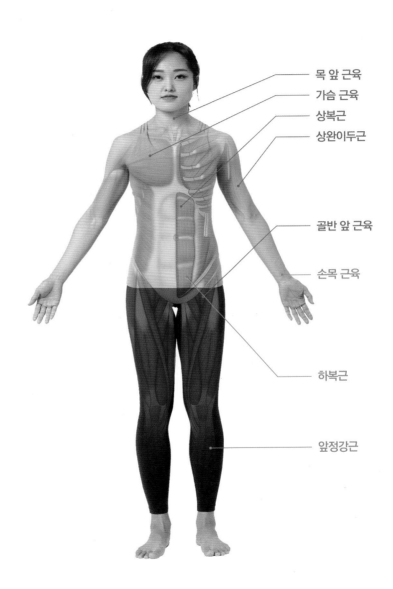

목 앞 근육

가슴 근육

상복근

상완이두근

골반 앞 근육

손목 근육

하복근

앞정강근

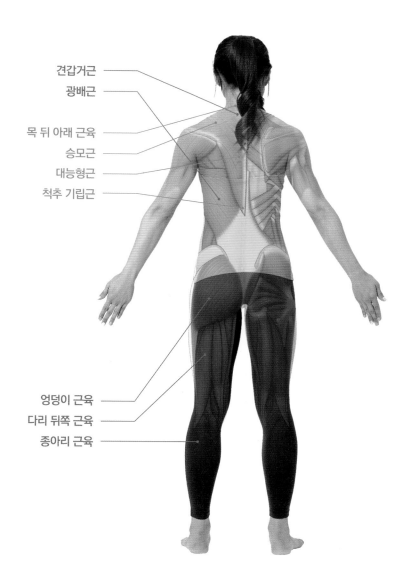

견갑거근

광배근

목 뒤 아래 근육

승모근

대능형근

척추 기립근

엉덩이 근육

다리 뒤쪽 근육

종아리 근육

통증의 원인을 잡는 스트레칭

몸이 뻐근하거나 아파서 스트레칭을 할 때 대부분 문제가 있는 곳부터 실시하곤 한다. 목이 아프면 목을 스트레칭하고, 손목이 아프면 손목을 스트레칭하는 식이다. 물론 이게 맞는 해결책일 때도 있지만 전혀 도움이 되지 않을 때도 있다. 오히려 통증 부위에 부담을 주는 반대쪽 근육, 함께 움직여야 하는데 그러지 못하는 협력 근육, 약해진 부위 대신 같은 근육의 다른 부위를 스트레칭하는 지혜를 발휘해야 할 때도 많다.

하나씩 예를 들어보자. 오랜만에 산책을 했더니 발목 윗부분부터 정강이 앞 근육이 너무 아프다. 이럴 때는 어디를 스트레칭하는 게 좋을까? 뻐근한 정강이 앞 근육을 스트레칭하는 것도 도움이 되지만, 그보다는 아프지 않은 그 반대쪽 종아리 근육을 스트레칭하는 게 더 효과적이다. 왜일까? 답은 짧아진 근육에 있다.

걸을 때는 뒤꿈치가 먼저 땅에 닿아 충격을 흡수하며 자연스럽게 체중이 앞으로 이동해야 한다. 그런데 뒤쪽의 종아리 근육이 짧아지면 뒤꿈치보다 발끝이 먼저 땅에 닿아버린다. 뒤꿈치를 땅에 먼저 디디려면 짧아진 뒤쪽 종아리를 강제로 늘이며 발등을 강하게 들어야 하는데, 이때 정강이 앞 근육이 평소보다 훨씬 더 많이 쓰여 근육통이 발생한다. 통증은 정강이 앞 근육에서 발생했지만 통증의 근본적 원인은 짧아진 종아리 뒤쪽 근육에 있으므로, 이럴 때는 종아리 뒤쪽 근육을 스트레칭하는 것이 장기적으로 더 효과적이다. 이를 반대 근육 스트레칭이라 한다.

다른 예로 몸을 앞으로 숙였을 때 몸의 뒤쪽 근육이 늘어나지 않아 생기는 허리 통증이 있다. 상체를 숙이려면 몸의 뒷부분이 전체적으로 늘어나야 한다. 그런데 엉덩이 근육과 다리 뒤쪽 근육이 짧아져 제대로 늘어나지 않으면, 대신 허리 근육이 과도하게 늘어나 통증이 생긴다. 이럴 때는 아픈 허리보다 허리와 함께 늘어나 힘을 써야 하는 엉덩이 근육이나 다리 뒤쪽 근육을 스트레칭해야 통증을 잡을 수 있다. 이를 협력 근육 스트레칭이라 한다.

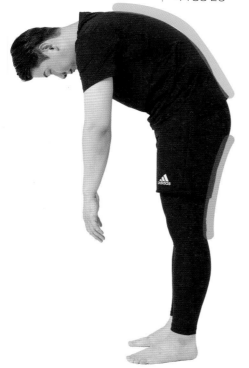

몸을 숙일 때 엉덩이 근육과
허벅지 뒤쪽 근육이 짧아지면
허리 근육이 대신 늘어나
허리 통증 발생

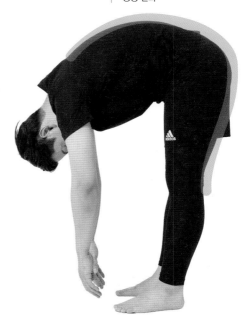

몸 뒤쪽의 근육을
전체적으로 이완하여
통증 완화

마지막 예로 손목 통증을 들어보겠다. 손가락 근육은 팔꿈치에서 시작하여 손가락 끝까지 연결되어 있다. 손목 통증은 약한 손목 부위 근육이 스트레스를 받으면서 발생하는데, 이때 손목을 스트레칭하면 오히려 손목 부위 근육이 더욱 느슨하고 약해져 문제가 커질 수 있다. 이럴 때는 경직되어 움직이지 않는 손가락을 스트레칭하거나, 손목을 지나는 아래팔 근육을 마사지하여 손목의 부담을 줄여야 한다. 이를 같은 근육 다른 부위 스트레칭이라 한다.

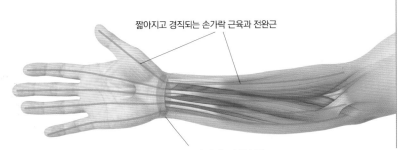

짧아지고 경직되는 손가락 근육과 전완근

약해지며 통증이 생기는 손목 부위

　　이렇게 통증이 있을 때는 그 통증의 원인이 무엇인지 파악하고, 원인이 되는 부위를 확실히 짚어 스트레칭을 해야 통증을 해소할 수 있다. 이 책에 통증 부위별로 그 원인이 되는 근육의 스트레칭 방법을 담았으니 설명 부분을 잘 읽고 이해한 다음 스트레칭하여 더 큰 효과를 보기 바란다.

정적 스트레칭과 동적 스트레칭

이 책의 스트레칭은 크게 두 가지로 나뉜다. 지그시 동작을 유지하는 정적 스트레칭과 부드럽고 반복적인 움직임을 만드는 동적 스트레칭이 그것이다. 두 가지 스트레칭은 상호 보완적이므로 병행하는 게 좋다. 본문에서는 각각 STEP1과 STEP2로 구분해두었는데, 이때 중요한 것이 바로 순서이기 때문이다. 반드시 STEP1 정적 스트레칭을 먼저 시행한 뒤 STEP2 동적 스트레칭을 시행해야 한다.

정적 스트레칭은 초행길을 걷는 과정이라 할 수 있다. 오랫동안 제대로 가보지 못한 길을 새롭게 간다고 해보자. 일단 조심스럽게 주위를 확인하며 제대로 길을 가야 다음에 편하고 빠르게 그 길을 다시 갈 수 있을 것이다. 정적 스트레칭은 오랫동안 굳어버린 근육의 길이를 차근차근 늘이는 과정이다. 하나의 동작만을 반복하므로 전반적으로 단순한 것이 특징이다. 편안한 호흡을 유지하며 강도를 조절할 수 있어, 부상 및 잘못된 자세로 가지 않도록 스스로 제어하며 쉽게 따라 할 수 있다. 스트레칭의 시작이라고 보면 된다.

동적 스트레칭은 익숙한 길을 넓히는 과정이다. 정적 스트레칭으로 1차선 도로를 만들었다면 동적 스트레칭으로 그 길을 확실히 내 것으로 만들며 넓히는 것이다. 동적 스트레칭은 단순히 근육을 늘이는 데서 끝나지 않는다. 목표로 한 근육을 수축 및 이완하고, 그 근육과 반대되는 길항근 또한 수축과 이완으로 자극하여 서로 스트레스를 주지 않도록 만든다. 정상 길이로 늘어난 근육의 제대로 된 사용법을 몸으로 익히는 것이다. 더불어 해당 근육의 주위 근육까지 함께 사용하여 근육이 다시 짧아질 만한 요소를 모두 없애는 것이 동적 스트레칭이다.

근육은 단순한 단백질 덩어리가 아니다. 신경이 연결되어 조절되는 컴퓨터와 같다. 정적 스트레칭으로 컴퓨터의 키보드, 마우스, 본체를 고쳤다면, 동적 스트레칭으로 컴퓨터 안의 프로그램을 수정하여 다시는 문제가 발생하지 않게 예방하고, 더욱 원활히 움직일 수 있도록 만들어야 할 것이다.

망가진 몸을 재건축하는
스트레칭 사용법

스트레칭 사용법은 일반적인 스트레칭 순서이자 이 책의 순서이기도 하다. 스트레칭은 근육을 늘이는 행위이다. 순서를 지키지 않고 근육을 잘못 늘이면 근육이 손상되거나 문제가 생길 수 있으니 주의해야 한다.

처음은 마사지로 시작한다. 고무줄에 살짝 찢어지거나 늘어난 부분이 있다면 고무줄을 당겼을 때 다 늘어나기도 전에 그 부위가 끊어질 것이다. 근육도 마찬가지다. 손상을 막고 전체적으로 잘 늘어나도록 하기 위해서는 스트레칭 전, 마사지를 통해 근육을 전체적으로 이완해두어야 한다. 스트레칭 전에 근육을 이완해두지 않으면, 같은 자세를 취하더라도 목표로 한 근육이 아닌 다른 근육이 스트레칭 될 수 있으니 이 책에 기재된 마사지를 꼭 따라 하도록 하자.

앞서 말했듯 스트레칭은 정적 스트레칭(STEP 1)과 동적 스트레칭(STEP 2)으로 나눌 수 있으며, 순서는 정적 스트레칭 후 동적 스트레칭이다. 정적 스트레칭이 수학의 덧셈 뺄셈과 같다면, 동적 스트레칭은 곱셈 나눗셈이라 할 수 있다. 동적 스트레칭부터 하면 짧아진 근육이 다 늘어나지 못해 잘못된 동작을 만들 수 있다. 정적 스트레칭으로 근육 길이를 충분히 늘인 다음, 동작을 만드는 동적 스트레칭으로 근육을 정상적으로 사용하는 방법을 익힌다.

일반적으로는 마사지, 정적 스트레칭, 동적 스트레칭으로 어느 정도 통증을 해소할 수 있지만, 이 책에서는 한 가지 과정을 더 추가했다. 바로 파워 프로그램이다. 이 책의 최종 목표는 통증을 해소하고 예방하는 것이다. 그러려면 제대로 잡힌 신체 균형을 꾸준히 유지해나가야 한다. 그러나 안타깝게도 일상생활을 하다 보면 약한 근육이 다시금 몸의 균형을 망가트리고 근육을 짧아지게 만든다. 파워 프로그램은 한번 자리 잡은 근육을 강화하여 다시는 짧아지지 않도록 확고하게 완성시키는 단계이다.

스트레칭 순서는 건물의 재건축 순서와 같다. 오래된 건물을 무너트리고(마사지) 초석을 쌓은 뒤(정적 스트레칭) 골조를 만들고(동적 스트레칭) 콘크리트로 굳히기(파워 프로그램) 때문이다. 통증이 느껴진다고 무턱대고 스트레칭하지 말고 제대로 된 순서를 지켜 몸을 재건축하는 게 중요하다.

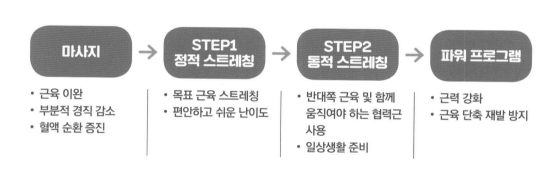

이렇게 스트레칭은 시행하는 순서가 따로 있으며 방법도 다양하다. 그렇지만 지켜야 하는 주의 사항은 똑같다. 편한 호흡을 유지하는 상태에서 감당할 수 있을 만큼의 강도로만 시행해야 한다는 것이다. 본인이 아무리 유연하다고 해도 책의 내용에 나와 있는 정상 관절 가동 범위 각도(p.35 참조)를 과하게 넘겨서는 안 된다.

부위별로 세세한 주의사항은 각 스트레칭 페이지에 적혀 있으니 참고하여 안전한 스트레칭을 하도록 하자.

무의식적으로 취해야 하는 바른 자세

"자세 똑바로 해야지!"라는 이야기를 자주 듣거나 매번 스스로 되뇌는 사람이라면 주목하자.

우리 몸은 무의식적으로 자세를 잡는다. 특히 소뇌가 중요한 몫을 담당하는데, 소뇌는 자세를 유지하고 균형을 잡는 과정을 의식적인 노력 없이 처리하게끔 만들어준다. 소뇌의 영향 아래 제대로 자세를 잡으려면 근육이 적당한 길이와 힘을 지닌 한편 정상적인 움직임 패턴을 갖고 있어야만 한다. 그래야 속 근육과 안정성 근육이 함께 작용해 바른 자세가 만들어진다. 근육이 짧거나 굳은 몸, 근육에 힘이 없는 몸은 소뇌의 무의식적인 패턴까지 망가트리고 그에 적응하게 만든다. 그렇게 비효율적인 움직임과 잘못된 자세가 만들어지는 것이다.

그럼 잘못된 자세를 의식적으로 바로잡으면 되는 거 아닐까? 결론부터 말하자면 이 방법은 오히려 역효과가 날 수 있다. 의식적으로 자세를 만들 때는 소뇌가 아니라 대뇌를 사용해 근육을 조절하는데, 이때 사용되는 근육은 겉 근육, 즉 힘을 쓰면서 움직임을 만드는 근육이다. 겉으로 볼 때 제대로 된 자세를 취한다고 해도 그 자세를 유지하는 것이 오히려 불편하고 부담되기 일쑤다. 역할에 맞지 않는 근육을 사용하기 때문이다. 또한 의식적인 노력으로 만들어진 자세이므로 잠시만 다른 생각을 하면 금방 흐트러지게 마련이다.

평소 무의식적으로 바른 자세가 나오지 않는다면, 짧아진 채로 굳어버려 바른 자세 잡는 것을 방해하는 근육들을 스트레칭한 다음, 바람직한 자극을 주어 근육 사용 순서를 정상적 패턴으로 바로잡아야 한다. 이렇게 차근차근 근육을 세팅해야 무의식적으로도 바른 자세를 취할 수 있다.

의식 및 무의식적 자세 유지에 따른 근육 사용 결과

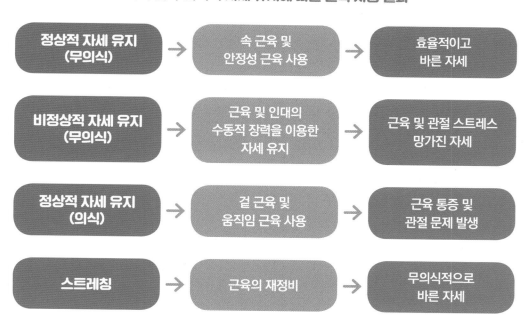

정상적 자세 유지 (무의식) → 속 근육 및 안정성 근육 사용 → 효율적이고 바른 자세

비정상적 자세 유지 (무의식) → 근육 및 인대의 수동적 장력을 이용한 자세 유지 → 근육 및 관절 스트레스 망가진 자세

정상적 자세 유지 (의식) → 겉 근육 및 움직임 근육 사용 → 근육 통증 및 관절 문제 발생

스트레칭 → 근육의 재정비 → 무의식적으로 바른 자세

강한 근육,
멋진 근육을 만들어주는
스트레칭

강하고 멋진 근육을 갖고 싶어서 무조건 무거운 덤벨과 기구를 사용하는 등의 고강도 운동에 도전하는 사람이 많다. 그러나 강하고 멋진 근육을 가지려면 반드시 스트레칭을 함께 시행해야 한다.

스트레칭은 근육을 늘이는 운동이지 강화하는 운동이 아닌데, 어떻게 스트레칭이 근육을 강하게 해준다는 걸까? 답은 근육의 길이에 있다.

자세가 나쁘거나 한쪽 근육만 강화하는 고강도 운동을 하면 부분적으로 근육이 짧아진다. 짧아진 근육은 정상적인 근육에 비해 근력이 강해지기 어렵다. 만약 근력을 키운대도 근육의 크기가 작고 모양도 전체적으로 커지지 않는다. 근육은 정상적인 길이일 때만 제대로 단련되기 때문이다. 짧아진 근육은 강화하는 데 한계가 있다.

다음의 행동을 따라 해보자. 주먹을 쥔 상태에서 손을 반만 폈다가 다시 주먹을 쥐는 것과, 손을 끝까지 편 상태에서 다시 주먹을 쥐는 것. 다섯 번씩만 반복해보면 몸으로 바로 이해가 될 것이다. 반만 폈다 접으면 근육의 모든 부분에 골고루 힘이 뻗지 않는 게 확연히 느껴진다.

근육의 길이가 확보되어야 힘을 쓰는 범위가 늘어나고, 전체적으로 넓고 큼직한 근육을 만들 수 있다. 짧은 근육으로는 제대로 된 힘을 내기 어렵다. 또한 짧아진 채 근육이 굳어버려 몸의 라인까지 망칠 수 있다. 이런 근육으로 운동을 하면 쓰는 부위만 볼록 튀어나와 미관상 좋지 않아지기 십상이다. 그러니 강하고 멋진 몸을 만들고 싶다면 스트레칭이 필수다.

스트레칭을 할 때는
위아래 관절 부위도 함께

이 책에서는 통증의 원인이 되는 부위를 스트레칭할 때, 그 부분만이 아니라 해당 부위의 위아래 관절 근육까지 함께 스트레칭한다. 근육은 시작과 끝이 다른 근육과 겹치거나 맞닿는 부위가 많기 때문이다.

평소 자주 쓰는 어깨 관절 부위를 예로 들어보자. 어깨에서는 몸통으로 붙는 가슴 근육과 팔 쪽으로 붙는 상완이두근이 겹친다. 때문에 어깨가 아플 때는 상완이두근은 물론, 상완이두근이 붙어 있는 팔꿈치까지 함께 스트레칭해야 어깨 관절을 더욱 부드럽게 사용할 수 있다.

우리 몸에는 이렇게 두 개 이상의 관절을 지나는 다관절 근육이 많다. 또한 대부분의 관절이 위아래 관절과 근육으로 연결되어 있다. 때문에 문제가 발생한 관절의 위아래 관절까지 스트레칭하지 않으면 통증이 재발할 수 있다.

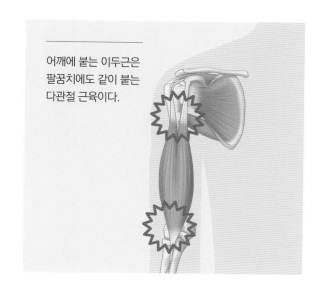

어깨에 붙는 이두근은
팔꿈치에도 같이 붙는
다관절 근육이다.

위아래 부분을 함께 스트레칭해야 하는 또 다른 이유가 있다. 근육은 포장지라 할 수 있는 근막으로 둘러싸여 있는데, 근막은 비슷한 패턴의 움직임을 만드는 근육들을 묶음으로 감싸 하나의 선을 이루고, 인체가 더욱 효과적으로 운동할 수 있도록 돕는다. 이 근막들이 이루는 근막선 때문에 여러 관절을 함께 스트레칭하는 것이 더욱 효과적이라 하는 것이다. 원인을 파악한 뒤 해당 근육과 한 근막선으로 엮인 근육을 따라가며 스트레칭하면 훨씬 효율적으로 통증을 해소할 수 있다.

근육은 근막을 통해 서로 연결되어 있기 때문에, 한 군데가 망가지면 연결된 근육에서도 문제가 발생한다는 단점이 있다. 때문에 근육이 연결된 위아래 관절을 함께, 더 나아가서는 근막선에 따른 근육을 모두 함께 스트레칭하는 것이 가장 효과적이며 재발 방지에도 도움이 된다. 이 책의 내용 중 복부 스트레칭(p.92)과 허벅지 뒤 근육 스트레칭(p.90)을 보면 근막경선을 따라 몸통과 다리가 함께 움직이는 모습을 확인할 수 있다.

대표적인 근막선 분포

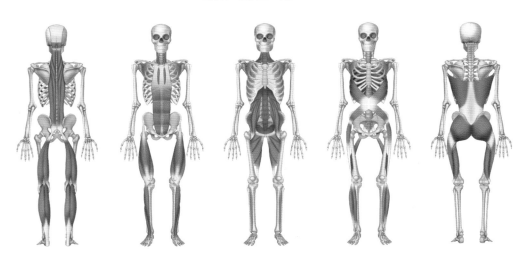

뇌가 기억하는 고급 스트레칭, 일론게이션

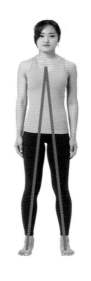
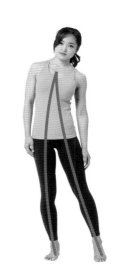

스트레칭은 쉽게 말해 근육을 늘이는 행위다. 그런데 이것보다 더 좋은 스트레칭이 있다. 바로 일론게이션(elongation)이다. 영어 뜻은 '신장(伸張)'이라 스트레칭과 비슷하지만, 임상에서는 단순히 근육의 길이를 늘이는 스트레칭과 달리 '체중을 지지하며' 늘이는 고급 스트레칭을 뜻한다.

위의 사진처럼 서 있는 자세에서 왼쪽 뒤꿈치를 들어보자. 자기도 모르게 체중이 오른쪽으로 쏠리며 오른쪽 어깨가 높아지고 오른쪽 몸통이 자연스럽게 늘어난다. 이는 체중이 한쪽으로 쏠리면서 넘어지는 것을 방지하기 위한 우리 몸의 방어 기전으로, 정상적인 사람이라면 누구나 자연스럽게 취하게 되는 자세다.

하지만 이제 막 걸음마를 뗀 갓난아이나 신경에 문제가 있는 환자, 혹은 근육통을 비롯하여 몸에 통증이 있는 사람은 체중의 이동을 지탱하지 못하고, 오히려 체중이 실리는 오른쪽으로 무너져버린다. 이렇게 무너지는 자세를 임상에서는 콜랩스(collapse)라고 칭한다. 콜랩스는 영어로 무너진다는 뜻으로, 체중을 받을 때 이를 지지하며 늘어나 버티지 못하고 한쪽으로 무너지는 현상을 말한다.

우리 몸은 걸을 때나 앉아서 물건을 잡으려 손을 뻗을 때 자연스럽게 일론게이션 상태를 취한다. 그러나 이미 짧아지고 제대로 사용되지 못하는 근육은 비정상적 움직임을 만들기 때문에, 제대로 일론게이션이 되지 않을 확률이 높다. 내 몸이 바른 자세로 무너지지 않고 스트레칭되는지 확인하면서 운동을 해야 평상시에도 자연스럽게 일론게이션 자세를 취할 수 있다.

아래 사진은 오른쪽 광배근을 스트레칭하는 자세를 일반적인 스트레칭, 일론게이션, 콜랩스로 나누어 찍은 것이다. 우선 일론게이션 자세를 살펴보자. 오른쪽 하체에 체중이 실리면서 자연스럽게 광배근이 늘어났다. 이때 체중이 실린 오른쪽 다리가 든든하게 체중을 지탱하여 체중의 중심이 가운데에서 안전하게 버티고 있다.

콜랩스 자세를 보자. 체중이 왼쪽으로 가면서 오른쪽 하체에 힘이 들어가지 않아 오른쪽 광배근이 제대로 당겨지지 않았다. 체중의 중심이 왼쪽으로 쏠리면서 불안감 때문에 광배근이 더욱 긴장했으며 신체의 왼편도 무너졌다. 흐트러진 자세이므로 부상의 위험성 또한 높다.

이렇게 일론게이션, 콜랩스 자세를 참고하여 스트레칭을 할 때 체중 이동으로 더욱 고급스러운 자극을 주고, 자세가 무너지지 않도록 주의하면 전문가 수준으로 운동할 수 있다.

책의 스트레칭 중 체중 이동에 신경 써야 하는 일론게이션 자세에는 ⓔ 마크를 붙였다. 해당 스트레칭을 할 때는 체중 이동 및 균형 잡기에 더 주의를 기울이도록 하자.

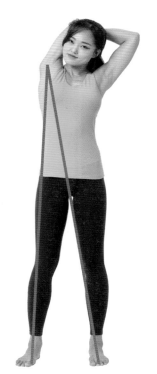
스트레칭

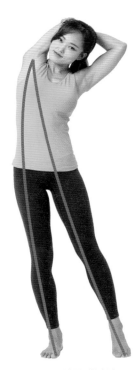
일론게이션

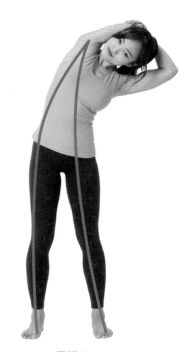
콜랩스

정상 관절
가동 범위 각도

내 몸이 현재 정상적으로 움직이고 있는지 직접 판단해볼 수 있는 간단한 테스트이다. 건강보험공단에서 발표한 신체 관절 가동 범위 측정표인데, 각 동작을 따라 하며 관절이 정상 범위 내에서 잘 움직이는지 확인할 수 있다. 이 테스트는 굉장히 기초적인 동작을 확인하는 것이라 대부분의 사람들이 정상 범위 내에 들 것이다. 만약 정상 범위에 들지 않을 경우, 해당 부위 근육이나 관절에 문제가 생긴 것이니 꼭 병원에 들러 진찰받기를 권한다.

어깨

운동 부위	어깨
운동 범위	굴곡 Flexion
각도	0~180˚

운동 부위	어깨
운동 범위	신전 Extension
각도	0~60˚

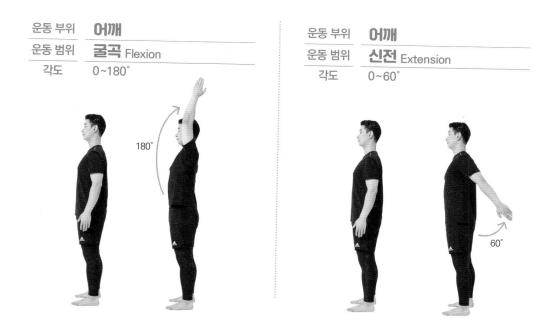

180˚

60˚

운동 부위	**어깨**
운동 범위	**외전** abduction
각도	0~180˚

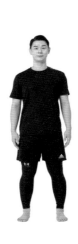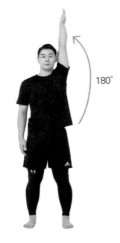

180˚

운동 부위	**어깨**
운동 범위	**내전** adduction
각도	0~45˚

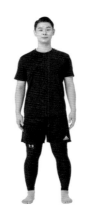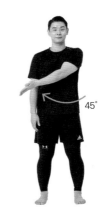

45˚

운동 부위	**어깨**
운동 범위	**내회전** Internal Rotation
각도	0~70˚

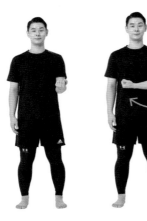

70˚

운동 부위	**어깨**
운동 범위	**외회전** External Rotation
각도	0~90˚

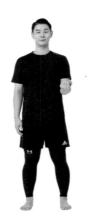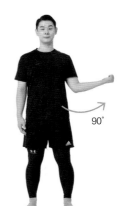

90˚

운동 부위	**팔꿈치 및 전완**
운동 범위	**굴곡~신전** Flexion-Extension
각도	0~150˚

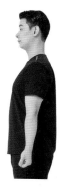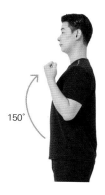

운동 부위	**팔꿈치 및 전완**
운동 범위	**회외** Supination
각도	0~80˚

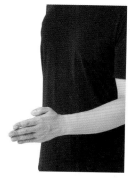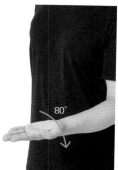

운동 부위	**팔꿈치 및 전완**
운동 범위	**회내** Pronation
각도	0~80˚

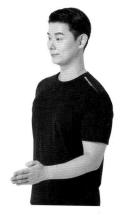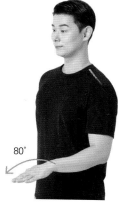

37

손목

운동 부위	**손목**
운동 범위	**굴곡** Flexion
각도	0~80˚

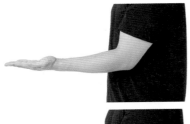

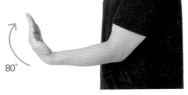

80˚

운동 부위	**손목**
운동 범위	**신전** Extension
각도	0~70˚

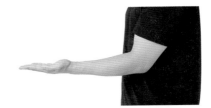

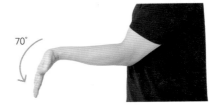

70˚

운동 부위	**손목**
운동 범위	**척골편향** Ulnar Deviation
각도	0~30˚

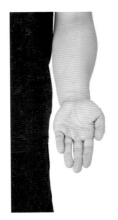
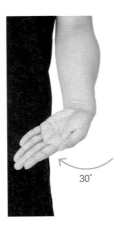

30˚

운동 부위	**손목**
운동 범위	**요골편향** Radial Deviation
각도	0~20˚

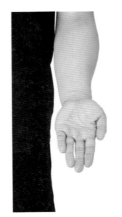
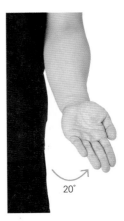

20˚

38

엉덩이 관절

운동 부위	엉덩이 관절
운동 범위	굴곡 Flexion
각도	0~120°

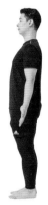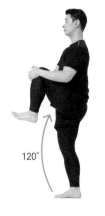

120°

운동 부위	엉덩이 관절
운동 범위	신전 Extension
각도	0~30°

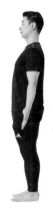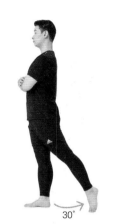

30°

운동 부위	엉덩이 관절
운동 범위	외전 abduction
각도	0~45°

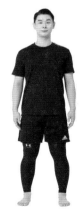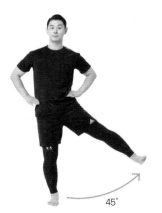

45°

운동 부위	엉덩이 관절
운동 범위	내전 adduction
각도	0~30°

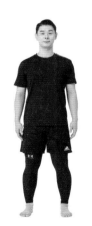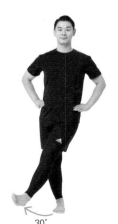

30°

운동 부위	**엉덩이 관절**
운동 범위	**내회전** Internal Rotation
각도	0~45°

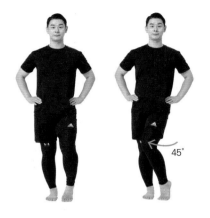

45°

운동 부위	**엉덩이 관절**
운동 범위	**외회전** External Rotation
각도	0~45°

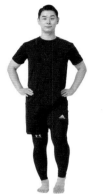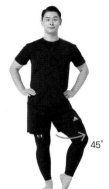

45°

무릎

운동 부위	**무릎**
운동 범위	**굴곡~신전** Flexion-Extension
각도	0~135°

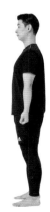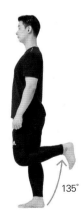

135°

운동 부위	**발목**
운동 범위	**족배굴곡** DorsiFlexion
각도	0~20˚

20˚

운동 부위	**발목**
운동 범위	**족저굴곡** PlanterFlexion
각도	0~50˚

50˚

운동 부위	**발목**
운동 범위	**내반** Inversion
각도	0~35˚

35˚

운동 부위	**발목**
운동 범위	**외반** Eversion
각도	0~15˚

15˚   15˚

출처: 건강보험공단(2015년 장기요양기관 평가매뉴얼 수정 공지 내용 중)

1

Chapter

정형외과 환자 수 1위,
등&어깨
통증

우리는 늘 앞을 보고 앞쪽을 향해 어깨와 팔을 사용한다. 어린이는 장난감을 몸 앞에서 가지고 놀고, 학생은 앞에 놓인 노트에 글씨를 쓰며, 회사원은 팔을 앞으로 내밀어 키보드를 타이핑한다. 주부도 마찬가지다. 가사일 중에 팔을 뒤로 사용하는 사람은 없을 것이다. 등과 어깨의 통증은 이렇게 반복적으로 팔을 앞으로만 쓰는 데서 비롯된다.

팔을 자꾸만 앞쪽 아래 방향 위주, 즉 스마트폰을 보는 자세로만 쓰다 보면 어깨가 전반적으로 앞을 향해 말리듯 굽는다. 그러면 어깨 뒤쪽과 위쪽 근육은 늘어나면서 약해지고, 어깨 앞쪽과 아래쪽 근육은 단축되며 경직된다. 결국 어깨 앞쪽과 뒤쪽 근육의 힘이 달라지며 불균형해지고, 어깨 관절이 비정상적으로 작동하게 되는 것이다.

어깨 근육 중 뒤쪽과 위쪽 근육은 팔을 움직일 때 뒤에서 잡아주고 지탱해주는 역할을 한다. 이를 안정성 근육이라 부른다. 안정성 근육이 약해진 상태에서 무리하게 팔을 움직이면 안정성 근육은 물론 활동 근육에도 과도한 스트레스가 걸려 손상이 축적된다.

안정성 근육은 등에만 있는 게 아니다. 어깨 관절은 어깨뼈, 위팔뼈, 쇄골로 구성되어 있는데 이 뼈들은 갈비뼈 위에서 톱니바퀴처럼 서로 맞물려 움직인다. 이러한 움직임을 돕는 근육 또한 안정성 근육이다. 안정성 근육이 약화되면 어깨 관절에서 뼈끼리 충돌하며 주위 근육과 인대를 손상시킨다.

문제는 또 있다. 단축되며 경직된 앞쪽 및 아랫부분 근육이, 안정성 근육보다 빠르고 강하게 사용된다는 점이다. 짧게 굳어버린 근육 대신 뒤쪽 근육이 좀 움직여주면 좋으련만, 팔을 쓰기만 하면 짧게 굳어버린 앞쪽 근육부터 움직여버린다. 이러다 보면 당연히 뒤쪽과 윗부분 근육은 제대로 힘을 쓰지 못하거나, 과하게 사용되어 통증만 느끼게 되고, 정상적인 어깨 활동 리듬으로는 영영 돌아가지 못한다. 예를 들어 팔을 몸통에서 옆으로 들기 시작해 머리 위까지 들어 올린다고 해보자. 이때 어깨뼈는 60° 정도 올라가고 위팔뼈는 120° 정도 올라가 총 180°의 각도를 움직이게 된다. 그런데 어깨뼈에 붙은 근육, 위팔뼈에 붙은 근육 중에 한 곳이라도 짧아지면 정상적인 리듬이 망가져버린다. 이 상태에서 무리하게 180°로 팔을 올리려고 하면 움직여지는 근육만 과도하게 사용하게 될 것이다. 이런 일이 계속 쌓이다 보면 결국 통증이 생긴다.

등과 어깨 통증을 잡으려면 우선 짧게 굳은 앞쪽 근육 및 아랫부분 근육을 이완하여 충분하게 늘여야 한다. 그 다음, 뒤쪽과 위쪽의 안정성 근육이 먼저 움직이게끔 근육 사용 순서를 바꾸면, 앞쪽과 아래쪽 근육이 과도하게 경직되지 않고 등과 어깨가 자연스럽게 움직이게 될 것이다.

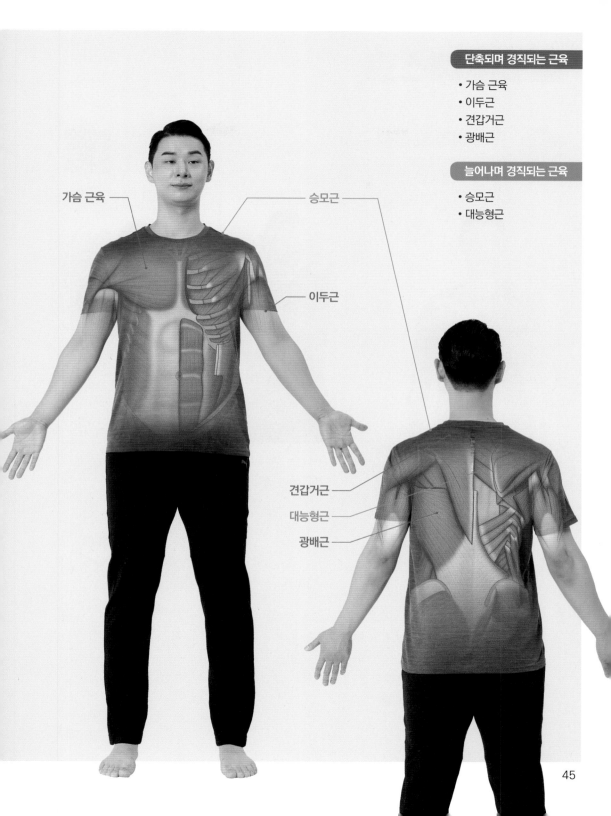

단축되며 경직되는 근육

- 가슴 근육
- 이두근
- 견갑거근
- 광배근

늘어나며 경직되는 근육

- 승모근
- 대능형근

가슴 근육

승모근

이두근

견갑거근

대능형근

광배근

셀프 테스트

① 어깨 충돌 및 통증 검사
어깨 앞쪽 및 위쪽 통증

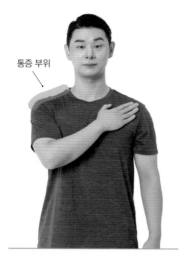

통증 부위

1 한쪽 손끝을 반대쪽 어깨에 댄다.

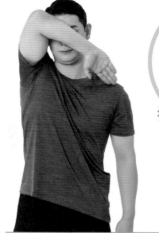

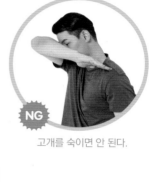

NG
고개를 숙이면 안 된다.

2 굽힌 팔꿈치를 이마 쪽으로 자연스럽게 올려 갖다 댄다.
   양쪽 모두 시행한다.

 CHECK !

☐ 어깨에 통증이 있다.

☐ 팔꿈치가 이마에 닿지 않는다.

☐ 어깨 관절이 굳어 팔이 아닌 어깨만 으쓱 올라간다.

☐ 팔꿈치가 완벽히 올라가지 않고, 고개가 숙여진다.

▶ 하나라도 해당된다면 어깨 충돌 및 집힘 등의 문제로 회전근개나 연골이 손상되었을 수 있으며,
   앞으로 어깨 통증이 진행될 확률이 높다.

② 어깨 가동성 및 통증 검사
어깨 뒤쪽 및 아래쪽 통증

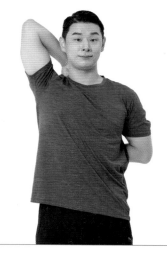

근육이 큰 남성은 손끝이 닿지 않는 경우도 많으니 감안하여 판단한다.

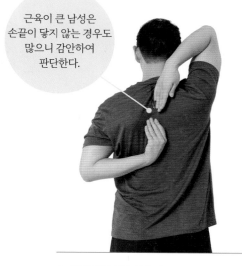

1 한쪽 팔은 위로 들어 어깨 뒤로 내리고, 반대쪽 팔은 아래에서 등 뒤로 올린다. 두 팔의 손끝이 맞닿게 한다.

2 반대쪽도 테스트한다.

CHECK!

☐ 움직일 때 어깨가 아프다.

☐ 어깨 뒤로 내린 팔이 어깨뼈 위에 닿지 않는다.

☐ 등 뒤에서 올린 팔이 어깨뼈 아래에 닿지 않는다.

▶ 하나라도 해당된다면 가동 범위가 제한적이라는 뜻이며, 앞으로 어깨 통증으로 진행될 확률이 높다.

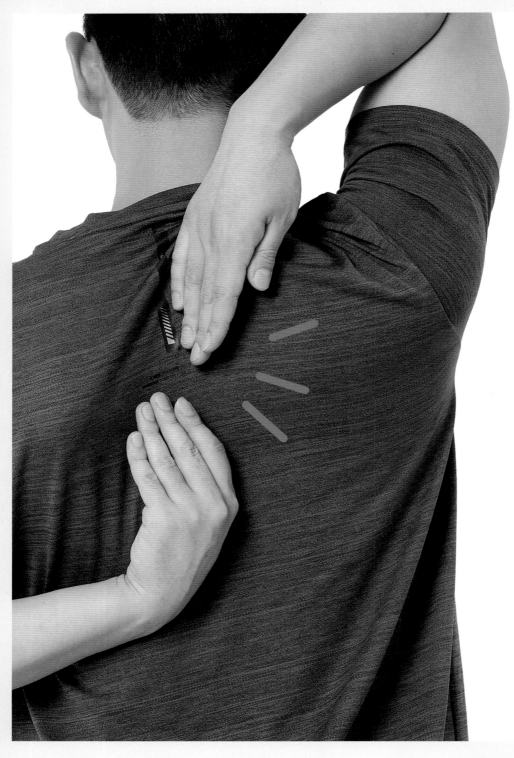

?!

등&어깨 통증,
궁금해요!

**팔이 안 올라가는데
억지로라도
운동해야 할까요?**

팔이 올라가지 않는 이유는 크게 세 가지 정도로 꼽을 수 있습니다. 팔을 내리는 근육의 경직, 팔을 올리는 근육의 약화, 어깨 관절의 비정상적인 움직임이 그것입니다. 팔이 잘 올라가지 않는다면 우선 경직된 근육을 마사지한 다음, 통증이 없는 범위 내에서 운동하면서 근육이 정상적으로 움직이도록 꾸준히 노력해야 합니다. 아예 운동하지 않고 방치하는 것보다 적당히 움직여주는 것이 어깨 근육의 경직 및 약화를 막고, 관절의 움직임 또한 정상적으로 만들어줍니다. 그러나 통증이 심각할 때 통증을 참으며 움직이면 오히려 뼈와 근육이 손상될 수 있으니, 아프지 않은 범위 내에서 저강도로 운동하세요.

**어깨가 아프면서
열이 나요.**

운동 전에 이미 열이 난다면 어깨가 손상되었거나 염증이 있을 확률이 높으니 운동으로 풀기보다 병원부터 방문해야 합니다. 병원에서 엑스레이 및 초음파 검사를 통해 어깨의 손상을 살피고 의료진의 진료를 받은 뒤 운동해도 늦지 않습니다.

Ready1 근육 이완 마사지

1 겨드랑이 앞쪽 마사지

가슴 근육과 삼각근 앞쪽을 마사지한다.
스트레칭할 때 근육이 전체적으로 늘어나지 않아
어깨 관절이 앞으로 돌출되는 것을 예방한다.

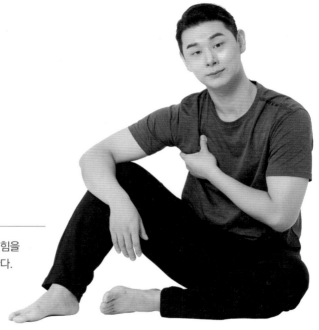

1 팔을 무릎에 기대어 두고 힘을
빼 뒤 편안한 자세를 취한다.

 이 부위에는 팔로 내려가는 신경 및 림프절이 많으니, 마사지를 할 때 콩알 같은 림프절 또는
신경 저림이 동반되는 부분을 피하여 조심스럽게 마사지한다.

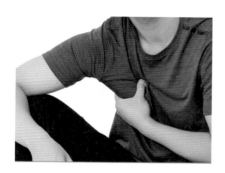

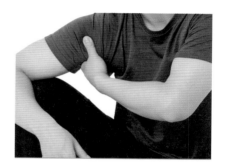

2 엄지와 다른 손가락으로 가슴 근육과 삼각근 앞쪽을 전체적으로 잡고 쥐었다 놓았다 하며 마사지한다.

3 팔과 가슴 부위를 전체적으로 1분 정도 마사지한다. 한곳을 오래하면 멍이 들 수 있으니, 양쪽을 번갈아 시행한다.

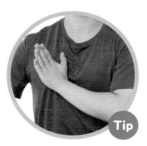

Tip

손바닥으로 흉골 근처까지 마사지하면 더욱 효과적이다.

겨드랑이 뒤쪽 마사지

등쪽에 위치한 광배근과 소원근, 대원근 등 다양한 근육이 겹치는 부위이니,
스트레칭 전 이완하여 서로 방해되지 않도록 한다.

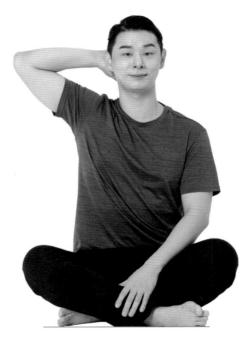

1 손바닥을 뒤통수에 대고 팔에 힘을
   뺀다.

 겨드랑이 중심부에는 림프절이 많으니, 마사지를 할 때 콩알 같은 림프절은 강하게 자극하지
않도록 주의한다.

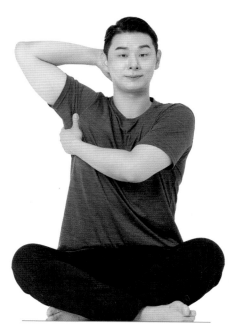

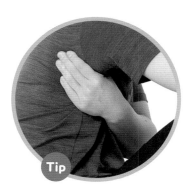

2   엄지와 다른 손가락으로 광배근과 함께
    겨드랑이 뒤쪽을 전체적으로 잡고
    쥐었다 놓았다 하며 1분 정도 마사지한다.
    양쪽을 번갈아가며 시행한다.

근육이 너무 단단하거나
통증이 심한 경우, 팔꿈치를
책상 또는 무릎 위에 올리고
마사지를 시행한다.

Ready 2 복근 운동

등과 어깨 통증 스트레칭은 대부분 팔이 뒤 또는 위로 올라가는 동작이다.
이때 허리가 과하게 뒤로 꺾이지 않도록 잡아주는 근육이 바로 복근이다.
스트레칭 전 복근 운동을 가볍게 시행해 스트레칭 시 발생할 수 있는 허리 통증을 예방한다.

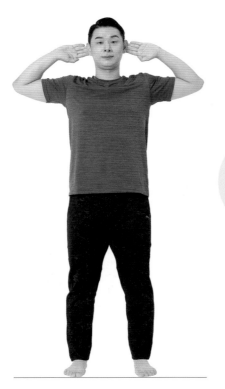

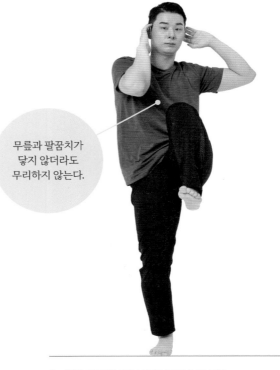

무릎과 팔꿈치가
닿지 않더라도
무리하지 않는다.

1 양손 끝을 귀 뒤로 각각 붙인다.

2 한쪽 무릎을 굽혀 들어 올림과 동시에
대각선 팔꿈치가 무릎에 닿도록 팔을 앞으로 내린다.
무릎과 팔꿈치가 닿자마자 준비 자세로 돌아온다.

 복근이 약할 때 이 운동을 하면 척추와 고관절을 이어주는 장요근 및 허리 근육 사용이 늘어나며
허리 통증이 생길 수 있으니 무리하지 말고 조금씩 운동량을 늘린다.

- 몸통을 돌리며 몸을 숙이기보다 몸통을 고정한 상태에서
  무릎을 많이 올리는 느낌으로 시행해야 허리에 부담이 덜하다.
- 처음에는 무릎과 팔꿈치가 닿지 않을 수 있으나 무리하지 않고
  꾸준히 시행하면 점차 무릎과 팔꿈치가 가까워진다.
- 버티는 다리 쪽 몸통이 늘어나는 감각을 느끼며 중심이 무너지지 않게 운동한다.

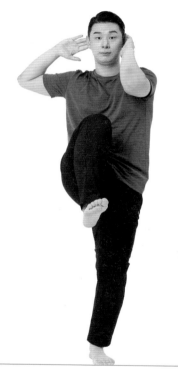

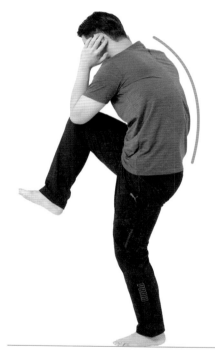

3 반대쪽도 같은 방법으로 시행한다. 이 과정을
  한 쌍으로 하여 몸통 앞에서 대각선으로 맞닿게
  번갈아가며 30초에서 1분 정도 어깨와 허리에
  무리가 가지 않는 속도와 강도로 운동한다.

NG 억지로 무릎과 팔꿈치를 붙이려 하면
  등이 굽고 중심이 무너진다.

STEP 1 ▶ 가슴 근육 스트레칭

가슴 근육은 팔을 몸통 앞으로 당겨주는 매우 중요한 근육이다.
물건을 들거나 힘을 쓸 때 대부분 이곳을 사용하므로 근육이 경직되고 짧아지기 쉽다.
가슴 근육 스트레칭으로 굽은 어깨를 펴고 등 근육에 걸리는 과부하를 푼다.

운동 부위	**가슴 근육**
효능 및 효과	**짧아진 가슴 근육 늘이기,** **어깨 주위 근육 긴장 완화 및 통증 감소,** **굽은 등을 펴고 팔이 뒤로 잘 움직이게 도움**
시간 및 횟수	**15초 시행 후 5초 휴식, 3회 2세트**

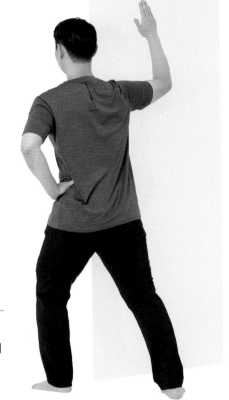

1   왼발을 어깨너비보다 넓게 앞으로 디디고
    오른쪽 팔꿈치를 어깨보다 조금 높게 들어
    벽에 자연스럽게 기댄다.

- 가슴 근육 및 어깨 앞쪽 근육이 너무 경직되어 있으면 어깨 앞 또는 위쪽이나 뒤쪽에 통증이
  생길 수 있으니 스트레칭 전 충분히 마사지해둔다.
- 벽에 기댄 팔꿈치 높이를 조절하여 어깨 통증이 없는 범위에서 점진적으로 운동한다.
- 어깨 앞이 과도하게 돌출되지 않도록 주의한다.

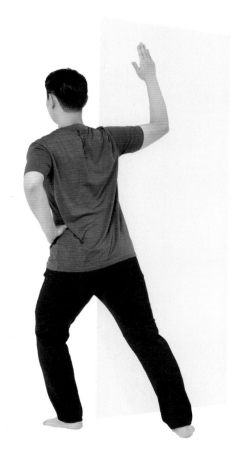

2 오른쪽 어깨와 몸통을 왼쪽 아래로 가볍게 당기듯
   돌린다. 가슴이 당기는 듯한 느낌이 들면 멈추고
   10~15초 정도 편안한 호흡을 유지한 뒤
   준비 자세로 돌아온다. 5초 휴식 후 추가로 2회
   더 시행한다. 반대쪽도 같은 방법으로 실시한다.

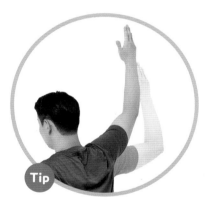

벽에 기댄 팔꿈치의 위치를 위나 아래로
옮겨가며 가슴 근육을 전체적으로
스트레칭한다.

STEP 1 ▶ 상완이두근 스트레칭

팔꿈치를 굽히거나 팔을 앞으로 들게 해주는 상완이두근은 평소 자주 사용하므로 쉽게 짧아지는 근육이다.
이곳이 짧아지면 어깨 앞쪽이 좁아지고 등이 굽으며 자세가 흐트러진다.

운동 부위 상완이두근

효능 및 효과 짧아진 상완이두근 길이 증진,
어깨 앞과 팔꿈치 안쪽 통증 감소,
굽은 등을 펴주고 팔꿈치를
편히 사용하도록 도움

시간 및 횟수 15초 시행 후 5초 휴식,
3회 2세트

주먹 쥔 손을
벽에 갖다 댄다.
주먹을 대는 위치에
따라 운동 부위가
달라진다.

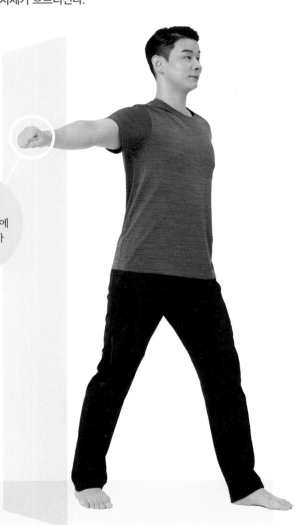

1 왼발을 어깨너비보다 넓게 앞으로 디디고
오른손을 가볍게 주먹을 쥔 다음 어깨와 비슷한
높이의 벽에 주먹을 편하게 댄다.

 주의! 어깨가 과도하게 앞으로 돌출되어
어깨 앞쪽 근육만 늘어나지 않도록
주의한다.

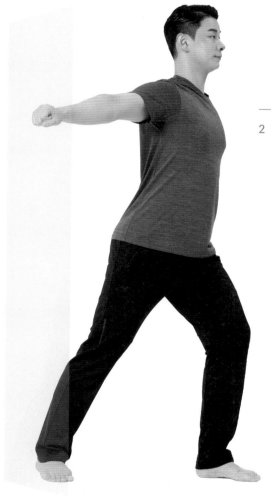

2   오른쪽 어깨와 몸통을 왼쪽으로 가볍게 당기듯
돌린다. 이두근이 당기는 듯한 느낌이 들면 멈추고
10~15초 정도 편안한 호흡을 유지한 뒤
준비 자세로 돌아온다. 5초 휴식 후 추가로 2회
더 시행한다. 반대쪽도 같은 방법으로 실시한다.

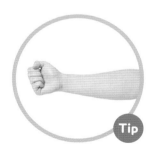

Tip

손을 조금 돌려서 엄지손가락이 천장을
보게 하면 상완근이 스트레칭된다.
상완이두근과 상완근을 함께 운동하면
더 큰 효과를 볼 수 있다.

STEP 1 ▶ 광배근 스트레칭

광배근은 스마트폰을 보는 등, 일상생활 속에서 팔을 앞쪽 아래로 사용할 때 자주 쓰이는 근육이다.
주로 당기는 행동이나 아래쪽으로만 사용하다 보니 쉽게 짧아지고 그대로 굳어버리는 경우가 많다.
광배근 스트레칭을 하면 어깨 관절 및 겨드랑이 주위의 근육이 이완되고 굳은 부분은 풀어져
팔이 위로 잘 올라가게 된다.

운동 부위 광배근
효능 및 효과 짧아진 광배근 길이 증진,
어깨, 옆구리, 등 통증 감소,
팔이 위로 잘 올라가도록 도움
시간 및 횟수 15초 시행 후 5초 휴식, 3회 2세트

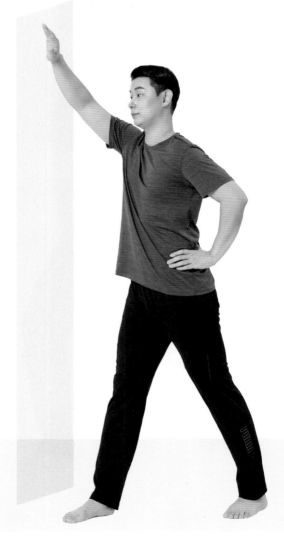

1   오른발을 어깨너비보다 넓게 앞으로 내딛고
오른쪽 새끼손가락이 위로 가게끔
머리 위의 벽을 짚어 편하게 기댄다.

 주의! 손을 짚었을 때 어깨 앞쪽이나
위쪽에 통증이 느껴지지 않는
범위만큼만 팔을 올린다.

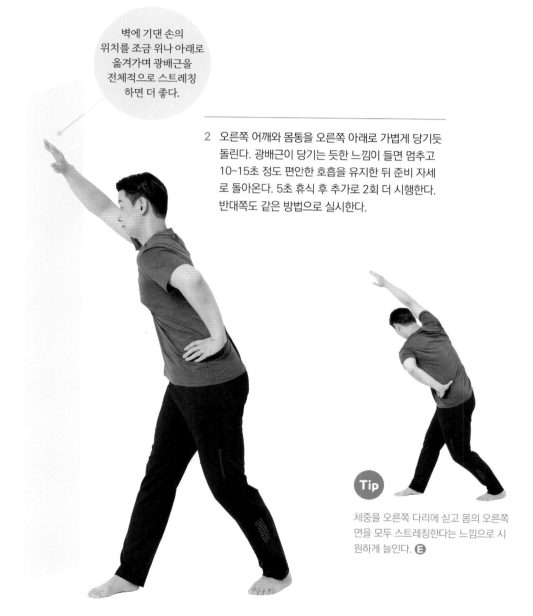

벽에 기댄 손의
위치를 조금 위나 아래로
옮겨가며 광배근을
전체적으로 스트레칭
하면 더 좋다.

2 오른쪽 어깨와 몸통을 오른쪽 아래로 가볍게 당기듯
돌린다. 광배근이 당기는 듯한 느낌이 들면 멈추고
10~15초 정도 편안한 호흡을 유지한 뒤 준비 자세
로 돌아온다. 5초 휴식 후 추가로 2회 더 시행한다.
반대쪽도 같은 방법으로 실시한다.

Tip

체중을 오른쪽 다리에 싣고 몸의 오른쪽
면을 모두 스트레칭한다는 느낌으로 시
원하게 늘인다. **E**

어깨 모으고 벌리기

어깨뼈는 위팔뼈, 쇄골과 함께 어깨 관절을 움직이게 하는 뼈이다.
위팔뼈나 쇄골은 육안으로 쉽게 보이므로 문제가 생기면 바로 알 수 있지만,
어깨뼈는 몸통 뒤쪽에 있어 문제가 생겨도 쉽게 파악하기 어렵다.
이 운동은 어깨뼈 주위 근육의 협응성을 높이는 데 매우 좋다.

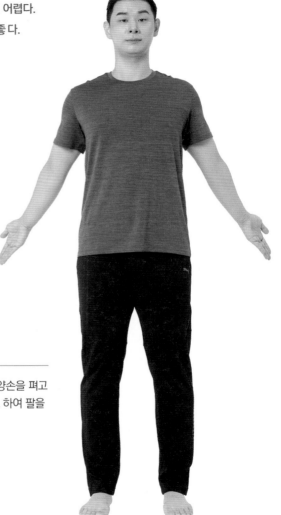

운동 부위	어깨뼈 주위 근육
효능 및 효과	짧아진 어깨뼈 주위 근육 길이 증진 및 활용되지 않는 근육 사용, 팔의 움직임을 전체적으로 증진
시간 및 횟수	30초~1분 시행 후 10초 휴식, 3세트

1 편하게 선 자세에서 양손을 펴고
   손바닥을 바깥쪽으로 하여 팔을
   45도로 내린다.

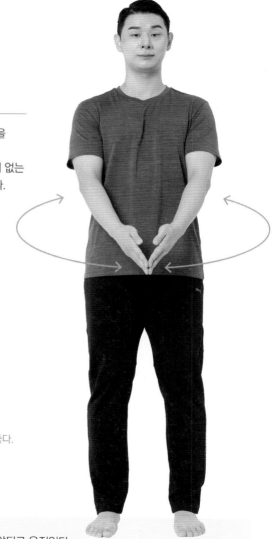

2 앞으로 반원을 그리듯 양팔을 움직여 양손바닥을
몸 앞에서 맞댔다가 다시 반원을 그리듯 양팔을
뒤로 휘둘러 어깨뼈 사이를 모은다. 어깨 통증이 없는
범위 내에서 30초~1분 동안 이 동작을 반복한다.

- 팔이 앞으로 갈 때는 엄지손가락이 앞으로, 팔이
  중간일 때는 엄지손가락이 하늘로, 팔이 뒤로 갔을
  때는 엄지손가락이 뒤쪽으로 위치하도록 어깨의
  회전을 추가하면, 회전 근육도 함께 운동할 수 있다.
- 45도로 내린 팔을 어깨 높이까지 조금씩 높이면서
  어깨 상부와 하부까지 함께 자극하면 더욱 효과가 좋다.

움직일 때 통증이 없는 범위만큼만 팔을 앞뒤로 움직인다.
팔의 위치를 높일 때도 통증이 없는 범위 내에서만 움직인다.

네발 기기 푸시업 플러스

일자 목과 일자허리의 중심에는 일자 등이 있다. 일자 등은 정상적인 굴곡의 등보다
어깨뼈의 움직임을 부자연스럽게 만들며, 척추의 충격 흡수 및 근육의 효율적 사용을 방해한다.
이 운동은 어깨 앞뒤 근육을 움직여 어깨 관절을 안정화하고 등뼈의 굴곡을 만드는 데 효과적이다.

운동 부위 가슴부터 몸통의 옆과 어깨뼈 주위 근육

효능 및 효과 어깨 안정화 및 등뼈의 굴곡과 자연스런 움직임 증가,
어깨 주위 근육 긴장 완화 및 통증 감소

시간 및 횟수 30초~1분 시행 후 10초 휴식, 3세트

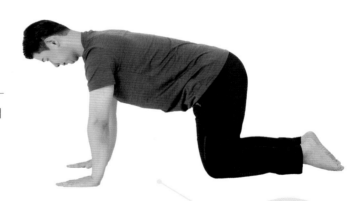

1 무릎을 꿇고 양손을 바닥에 짚어
네발 기기 자세를 만든다.

처음 하는 사람,
어깨 힘이 많이 약한 사람,
어깨 통증이 있는 사람은
팔과 다리 사이의 간격을
좁혀 시행한다.

주의! 약화된 어깨 근육을 갑작스럽게 사용하면 어깨 근육과 연결된 목 부분에
통증이 생길 수 있으니, 운동 시작 초기에는 무리하지 않도록 한다.

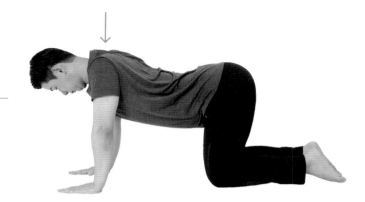

2 팔꿈치를 펼친 채 어깨에 힘을
빼서 등을 어깨보다 내린다.

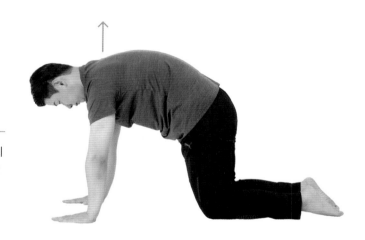

3 손으로 바닥을 밀듯 누르며 등이
어깨보다 높이 올라가도록 등을
둥글게 만든다. 어깨 통증이 없는
범위 내에서 30초~1분 동안
이 동작을 연속하여 시행한다.

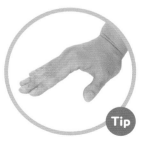

Tip 손목이 아플 때는 손바닥을 오므려
동굴 같은 아치를 만들면 손목에 부담이 덜 간다.

STEP 2 ▶ 네발 기기 맷돌 운동

어깨 관절은 앞쪽뿐만 아니라, 뒤와 위, 옆쪽 근육의 스트레칭 또한 필요하다. 이 운동은 어깨로 체중을
지지하는 상태에서 몸통을 사방으로 움직여 어깨 주변 근육에 자극을 주는 안전한 스트레칭이다.
특히 오십견(유착성 관절낭염) 등으로 어깨가 자유자재로 움직이지 않을 때 매우 효과적인데,
관절낭에 문제가 없다면 스트레칭 자극이 크지 않을 수 있다.

운동 부위 어깨 뒤, 위, 옆쪽 근육
효능 및 효과 짧아진 어깨 주위 근육의 길이 증진, 오십견 통증 및
관절 가동 범위 확대, 어깨 주위 근육 안정성 증진
시간 및 횟수 30초~1분 시행 후 10초 휴식, 양방향 각 2세트

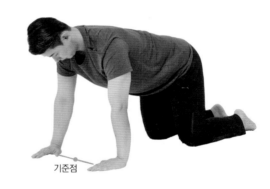

1 무릎을 꿇고 양손을 바닥에 짚어
네발 기기 자세를 만든다. 이때 양손의
중앙 부분을 기준점으로 둔다.

기준점

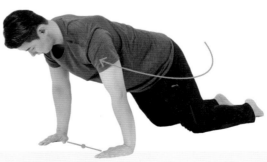

2 기준점의 뒷부분으로 몸통을 내린 뒤
왼쪽을 거쳐 앞쪽으로 반원을 그리며
어깨를 자극한다. 이때 어깨는 바닥과
수평을 유지한다.

주의! 오십견(유착성 관절낭염) 환자일 경우 통증이 너무 강하면 염증이 심해질 수 있으니
운동 강도에 주의하여 점진적으로 범위를 넓히도록 한다.

3 시계 방향으로 원을 크게 만들듯 자연스럽게 오른쪽을
   거쳐 뒤쪽으로 반원을 그리며 어깨를 자극한다.
   이때 어깨는 바닥과 수평을 유지한다.
   30초~1분 동안 이 동작을 연속하여 시행한다.
   반시계 방향 회전도 같은 방법으로 실시한다.

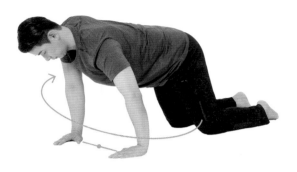

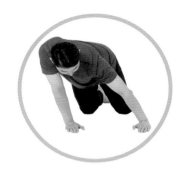

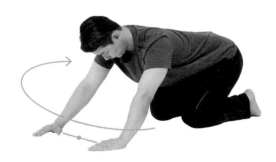

Tip

- 손목에 통증이 생기지 않도록 조심한다.
- 처음이라 회전 운동이 어렵다면 좌우 또는
  앞뒤를 따로 연습한 후 동작을 합치도록 한다.
- 스트레칭으로 인한 자극이 적다면
  건너뛰어도 괜찮다.

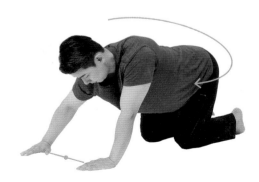

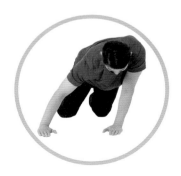

W-Y 운동

짧아지기 쉬운 어깨 관절의 앞쪽과 아래쪽 근육을 늘이는 효과가 있으며,
어깨 주변 근육의 협응력을 높이는 데 매우 좋은 운동이다. 지금 당장 어깨가 아프지 않더라도
이 운동을 따라 했을 때 자세가 잘 나오지 않는다면, 앞으로 어깨 통증이 발생할 가능성이 있다.

운동 부위 어깨 주위 전체 근육

효능 및 효과 짧아진 어깨 앞쪽과 아래쪽 근육 길이 증진,
어깨 주위 근육 사이의 협응력 증가

시간 및 횟수 30초에서 1분 연속으로 시행 후
10초 휴식, 3회 1세트

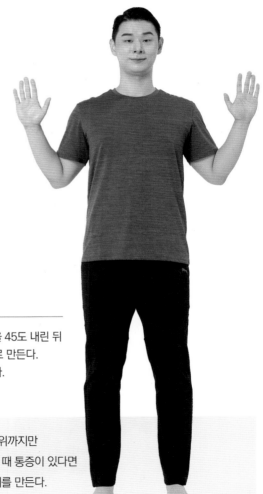

1 편하게 선 자세에서 양팔을 45도 내린 뒤
팔꿈치를 굽혀 팔을 W자로 만든다.
이때 손바닥은 앞을 향한다.

주의! 팔을 뒤쪽 위로 올릴 때, 통증이 없는 범위까지만
시행하여 어깨 손상을 예방한다. 내려올 때 통증이 있다면
팔을 뒤가 아닌 앞으로 내려 안전한 자세를 만든다.

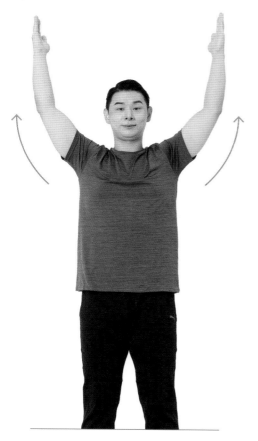

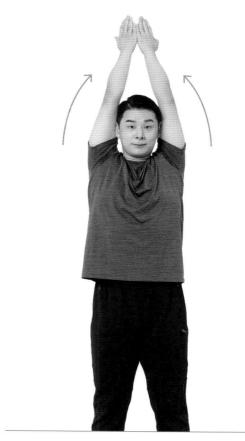

2 복부의 긴장을 유지한 채 팔이 Y자가 되
   도록 쭉 펼치면서 손날이 앞을 향하도록
   팔을 올린다.

3 벌린 팔이 I자가 되도록 머리 양옆으로 모은다.
   이때 귀 위에서 양쪽 손의 새끼손가락이 맞닿도록
   팔을 바깥쪽으로 회전한 뒤 다시 준비 자세로 돌아온다.
   30초에서 1분 정도 연속으로 시행한다.

 Tip
• 운동 과정이 끊어지지 않도록, 자연스럽게 물 흐르는 듯한 연속성으로 시행한다.
• 팔을 뒤로 뻗는 정도, 위로 드는 정도, 손의 위치를 바깥쪽으로 돌리는 정도는
  통증이 느껴지지 않는 범위 내에서 점진적으로 증진한다.
• 팔을 Y와 I자로 올릴 때 어깨에 부담이 되지 않는다면,
  팔뿐만 아니라 어깨까지 위로 으쓱하는 동작을 추가한다.

Daily Program

하루 10분
등&어깨 스트레칭

등과 어깨의 통증을 없애는 데 포인트가 되는 운동을 모아
루틴으로 만들었다. 매일 10분씩 꾸준히 따라 하면
통증을 효율적으로 없앨 수 있다.

겨드랑이 앞쪽 마사지 (p.50)
가벼운 강도로
30초 × 양쪽 1회

START

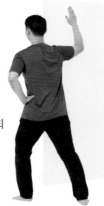

가슴 근육 스트레칭 (p.56)
팔꿈치 높이를 바꿔가며
15초 유지 + 5초 휴식 x 3회
양쪽 교대 1세트

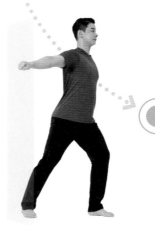

상완이두근 스트레칭 (p.58)
주먹 윗부분이 전면을 향하도록 하여
양쪽 교대 1세트
15초 유지 + 5초 휴식 x 3회

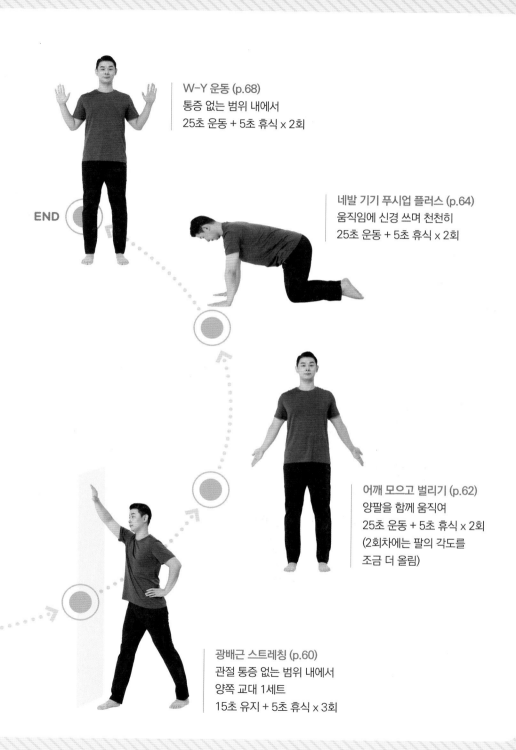

W-Y 운동 (p.68)
통증 없는 범위 내에서
25초 운동 + 5초 휴식 x 2회

네발 기기 푸시업 플러스 (p.64)
움직임에 신경 쓰며 천천히
25초 운동 + 5초 휴식 x 2회

END

어깨 모으고 벌리기 (p.62)
양팔을 함께 움직여
25초 운동 + 5초 휴식 x 2회
(2회차에는 팔의 각도를
조금 더 올림)

광배근 스트레칭 (p.60)
관절 통증 없는 범위 내에서
양쪽 교대 1세트
15초 유지 + 5초 휴식 x 3회

Power Program 크랩 투 니

어깨를 뒤로 젖히거나 올리는 운동은 허리에 부담을 줄 수 있다.

따라서 어깨 운동을 할 때 복근 운동도 겸하는 것이 중요하다.

이 동작은 어깨 운동과 동시에 하복근 및 엉덩이 근육 강화까지 돕는 전신 운동이다.

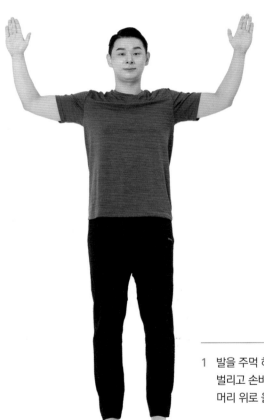

1 발을 주먹 하나가 들어갈 만한 간격으로
벌리고 손바닥이 보이도록 양손을 들어
머리 위로 올린다.

 주의! 상체가 앞으로 많이 굽지 않도록 주의한다.
아프지 않은 범위 내에서 점진적으로 바른 자세를 만든다.

2 한쪽 다리를 들어 올림과 동시에 양팔을
   내려 무릎 아래에서 손끝이 살짝 닿도록
   한 뒤 준비 자세로 돌아온다.

3 반대편도 같은 방법으로 실시한다.
   좌우 번갈아가며 연속적으로
   1분 정도 실시한다.

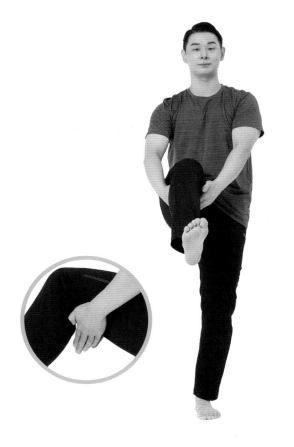

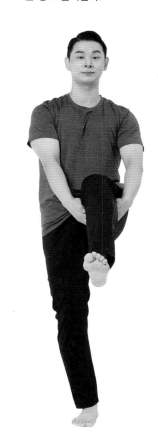

- 팔만 따로 운동 후 다리 운동을 추가하면 더욱 쉽게 따라할 수 있다.
- 엉덩이 근육 및 허벅지 뒤쪽 근육이 짧다면 운동 전 해당 부분을 미리 스트레칭해둔다.

Power Program 기차 바퀴 운동

기차 바퀴 운동은 어깨 가운데 축을 기준으로 둥글게 움직이는 운동으로,
푸시업 플러스 운동의 상위 버전이라 할 수 있다. 이 운동을 통해
어깨 앞뒤와 위아래 근육, 척추의 협응력을 높일 수 있다.

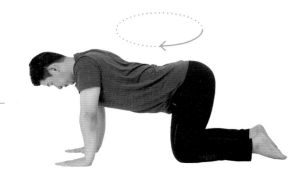

1 네발 기기 자세에서 팔꿈치를 살짝
   굽히고 어깨에 힘을 빼 어깨보다 등이
   아래로 내려가게끔 한다.

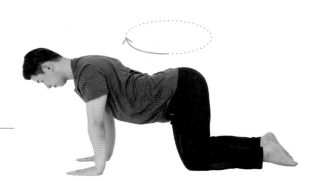

2 디딘 손과 무릎을 고정한 상태에서
   고개와 몸통을 앞으로 충분히 뺀다.

주의! 약화된 어깨 근육을 갑작스럽게 사용하면 어깨 근육과 연결된 목 부분에
통증이 생길 수 있으니, 운동 시작 초기에는 무리하지 않도록 한다.

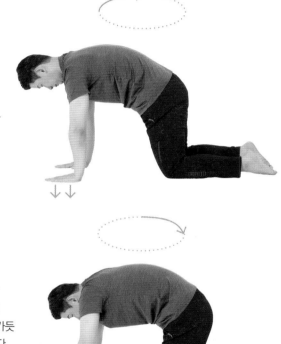

3 손으로 바닥을 밀며 고개와 몸통을
중앙 위쪽으로 움직인다.

4 위로 올라간 고개와 몸통을 아래로 내리며
뒤로 충분히 뺀다. 마치 기차 바퀴가 굴러가듯
몸통을 둥글게 굴리며 연속적으로 운동한다.
30초에서 1분 정도 운동한 뒤 방향을 바꾸어
시행한다.

- 흉추 및 요추가 몸통이 올라갈 때 함께 올라가고, 내려올 때 함께 내려오도록 하면 더욱 좋다.
- 처음부터 정확한 동작을 하기 어려우니, 1, 2번과 3, 4번 동작을 부분적으로 연습한다.

Power Program 돼지 꼬리 운동

돼지 꼬리 운동은 어깨를 감싼 다양한 근육을 한꺼번에 사용하는 복합 운동이다.
단순 운동을 충분히 시행한 후 이 운동을 하면 어깨 근육이 더욱 잘 움직여진다.

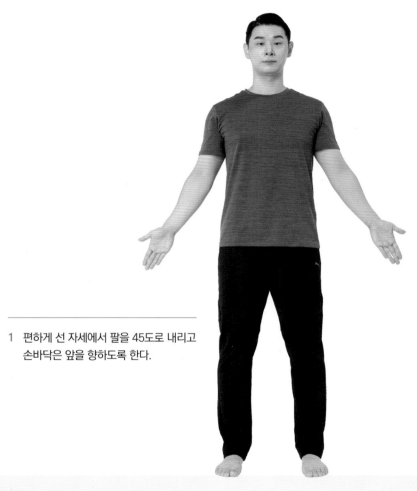

1 편하게 선 자세에서 팔을 45도로 내리고
   손바닥은 앞을 향하도록 한다.

주의! 통증이 없는 범위 내에서 실시한다.
팔을 내릴 때 통증이 있다면 옆이 아닌 앞으로 팔을 내린다.

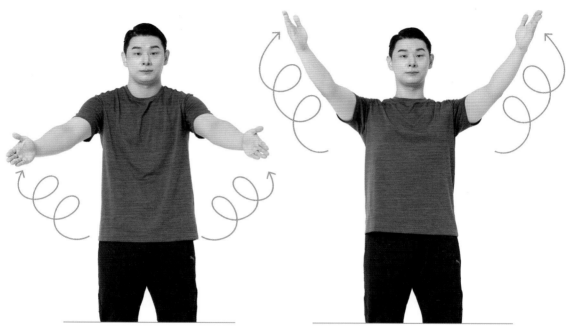

2 팔을 앞에서 위, 뒤로 움직이며 원을 그린다. 이때 어깨도 함께 움직인다.

3 어깨를 계속 돌리며 양손으로 나선형의 돼지 꼬리를 그리듯 원을 그리는 행동을 반복한다. 팔이 위로 충분히 올라가면 어깨 뒤로 큰 원을 그리듯 팔을 돌린 뒤 준비 자세로 돌아온다.어깨 통증이 없는 범위 내에서 30초에서 1분 동안 시행한다.

 Tip
- 어깨를 돌리는 동작, 팔을 올리는 동작을 따로 연습한 뒤 동작을 합치면 더욱 쉽게 따라 할 수 있다.
- 통증이 없는 범위 내에서 팔을 점진적으로 높이 올리며 원을 크게 그린다.
- 팔 움직임에 따라 몸통이 앞뒤로 자연스럽게 움직이도록 체중의 중심을 잘 유지한다.

Chapter

2

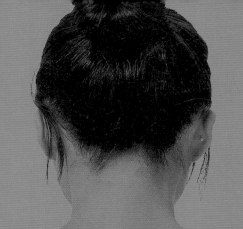

전 연령 입원 환자수 1위, 허리 통증

살면서 허리 통증을 한 번도 겪어보지 않은 사람은 거의 없을 것이다. 특히 마룻바닥에서 좌식 생활을 하는 한국인은 허리 통증이 더 자주, 심하게 나타난다. 허리에 통증이 있을 때 대부분의 사람들은 허리만 운동하거나 치료받으려 한다. 그러나 허리 통증은 오히려 다른 곳의 문제 때문에 발생하는 경우가 많다.

허리 통증의 원인은 크게 세 가지로 나눌 수 있다. 바로 어깨, 허리, 골반의 문제이다.

첫 번째, 어깨 때문에 발생하는 요통을 살펴보자. 팔을 앞쪽으로만 쓰다 보면 어깨 앞 근육이 짧아지면서 어깨가 앞으로 둥글게 말린다. 이렇게 어깨 앞뒤 근육이 균형을 이루지 못하면 머리와 팔의 무게를 어깨가 아닌 허리의 윗부분, 즉 등허리 부분에서 버티게 되는데, 이 상태가 지속되면 해당 부위에 통증이 발생한다.

두 번째, 복부가 짧아지면서 몸통이 약해지는 경우에도 통증이 발생한다. 몸통 앞쪽의 근육이 짧아지면 자연스러운 척추의 S 굴곡이 사라지고 일자 척추로 변한다. 척추는 평소에 스프링처럼 체중을 받쳐주고 충격을 흡수하는 역할을 하는데, 일자 척추가 되면 체중과 충격을 버티지 못해 허리에 통증이 생긴다. 원래 몸통 근육은 척추를 허리 보호대처럼 받쳐주어야 하는데 그러지 못하니 통증이 더욱 심해질 수밖에 없다.

세 번째, 골반이나 다리 근육이 짧아졌을 때도 허리에 통증이 생길 수 있다. 골반이나 다리 근육이 짧아지면 몸을 앞이나 옆으로 숙일 때마다 짧아져 굳어버린 근육 대신 유연한 허리 근육이 더 많이 늘어나며 버티게 된다. 이런 동작이 반복되면 해당 부위에 스트레스가 쌓여 통증이 발생한다.

간단히 말하자면 이렇게 세 가지로 통증의 원인을 나눌 수 있으나, 실제 통증은 복합적으로 발생한다. 세 부위 중 어느 한 곳이라도 문제가 생기면 급성 염좌가 발생하기도 하고, 지속적인 스트레스로 퇴행성 디스크, 협착증 등이 생기기도 한다.

허리는 어깨와 골반처럼 힘을 쓰는 관절이 아닌, 스프링처럼 충격을 흡수하고 버티는 관절이다. 때문에 허리 통증을 예방하고 개선하기 위해서는 허리를 대신해 힘을 쓰고 움직여줄 어깨와 골반 주위 근육을 바로잡고 강화해야 한다. 스트레칭을 통해 근육의 길이를 늘이고, 근육을 다양하게 사용하는 운동을 꾸준히 하여 허리 통증을 없애는 것이 최적의 답안이다.

특히 허리의 기둥이라 할 수 있는 척추기립근의 경우, 과도하게 사용했다가는 오히려 허리 통증이 생길 수 있다. 척추기립근 대신 엉덩이 근육이나 어깨 뒤쪽 근육을 사용해야 한다.

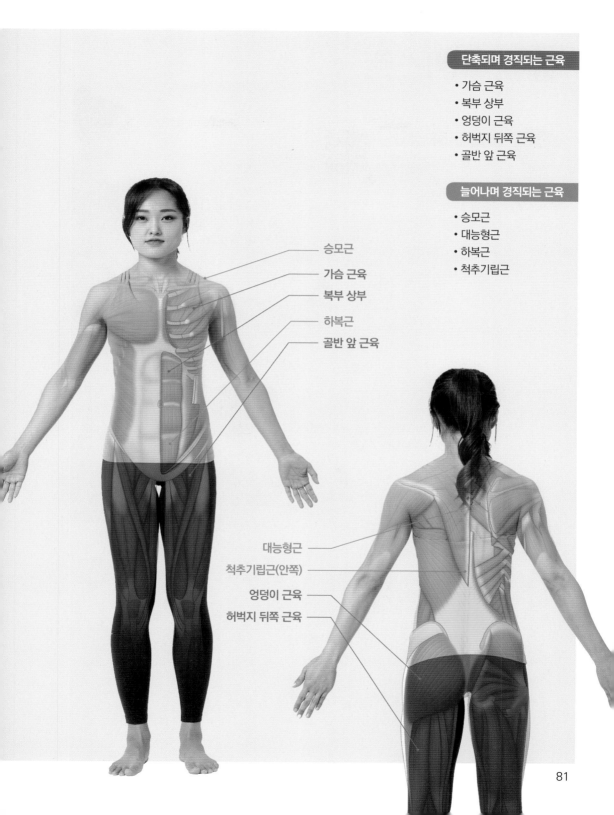

단축되며 경직되는 근육

- 가슴 근육
- 복부 상부
- 엉덩이 근육
- 허벅지 뒤쪽 근육
- 골반 앞 근육

늘어나며 경직되는 근육

- 승모근
- 대능형근
- 하복근
- 척추기립근

승모근

가슴 근육

복부 상부

하복근

골반 앞 근육

대능형근

척추기립근(안쪽)

엉덩이 근육

허벅지 뒤쪽 근육

81

셀프 테스트

① 몸통 굴곡 검사
허리 통증 또는 다리 저림

1 앉아서 두 다리를 모으고
   앞으로 쭉 뻗는다.

2 상체를 앞으로 숙이고 발목을 잡은 채로
   15초 동안 버틴다.

CHECK !

☐ 숙일 때 허리에 통증이 있다.

☐ 다리가 저리거나 아프다.

☐ 손이 발목까지 닿지 않고 종아리 중간을 넘지 못한다.

☐ 몸을 일으켰을 때 혹은 검사한 뒤 허리가 아프다.

▶ 하나라도 해당된다면 허리에 통증이 있거나, 통증이 발생할 가능성이 높다.

② 허리 폄 검사

허리 통증 또는 다리 저림

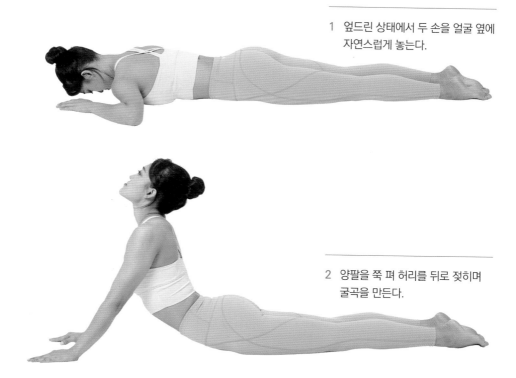

1 엎드린 상태에서 두 손을 얼굴 옆에 자연스럽게 놓는다.

2 양팔을 쭉 펴 허리를 뒤로 젖히며 굴곡을 만든다.

CHECK!

☐ 허리를 젖힐 때 허리에 통증이 있다.

☐ 다리가 저리거나 아프다.

☐ 허리의 굴곡이 제대로 나오지 않는다.

☐ 상체를 내렸을 때 혹은 검사한 뒤 허리가 아프다.

▶ 하나라도 해당된다면 허리에 통증이 있거나, 통증이 발생할 가능성이 높다.

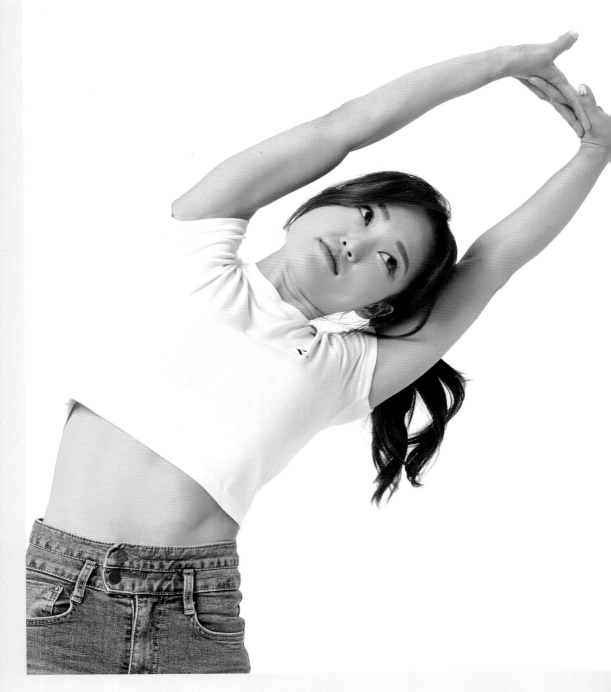

?!
허리 통증, 궁금해요!

허리를 숙이는 운동은 디스크가 터지지 않나요?

고양이 소 운동(p.98)처럼 허리를 굽히는 운동은 허리디스크를 뒤편으로 미는 운동이라 일시적으로 허리의 S굴곡을 일자로 만들 수 있습니다. 그러나 통증이 없는 범위에서 적당히 시행하면 복근을 강화하고 골반을 움직이며 허리의 안정성을 이끌어낼 수 있습니다. 급성 허리디스크로 침대에 누워 있는 게 아니라면 허리 통증이 없는 범위 내에서 복근 스트레칭 같은 허리 신전 운동과 고양이 소 운동 등의 굴곡 운동을 병행하기를 권합니다. 누워서 하는 윗몸 일으키기의 경우 허리 굽힘과 함께 체중이 허리로 쏠리면서 디스크에 더 큰 부담을 줄 수 있으니 삼가는 게 좋습니다.

허리가 아프면 척추기립근을 강화해야 하는 것 아닌가요?

물론 척추기립근을 강화하는 것도 통증 완화에 도움이 됩니다. 그러나 허리는 상체의 체중을 스프링처럼 받치고 버티는 역할을 하기 때문에, 허리를 많이 사용하기보다는 허리를 덜 사용하는 편이 더 유리합니다. 따라서 척추기립근을 강화하기보다 엉덩이 근육이나 어깨 근육을 강화하여 허리의 부담을 줄이는 방법을 추천합니다.

개인적으로 척추기립근을 강화하다가 허리 근육이 경직되어 통증을 호소하는 경우를 많이 보았습니다. 그러니 척추기립근만 단독적으로 운동하기보다, 복합 운동을 통해 보조적으로 움직이기 바랍니다.

Ready 근육 이완 마사지

 ## 엉덩이 근육 마사지

엉덩이 근육은 허리 대신 사용해야 하는 아주 중요한 근육이다.
이곳이 짧아지면 허리 근육을 과하게 사용하게 되므로 허리에 부담이 간다.
엉덩이 근육은 두터워서 스트레칭이 어려우니, 스트레칭 전 마사지를 통해 충분히 이완해둔다.

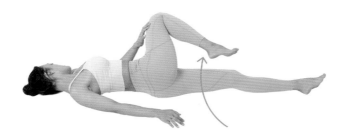

1 똑바로 누운 자세에서 다리를
직각으로 굽히고 몸통 반대쪽으로
넘긴다.

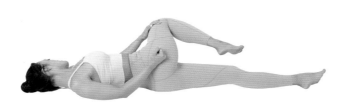

2 반대쪽 손으로 무릎을 잡고 다리에
힘을 뺀 다음 다른 손 주먹으로
엉덩이 근육을 전체적으로
팡팡 두드린다. 30초씩 양쪽을
번갈아가며 시행한다.

 Tip 팔에 힘이 없거나 자세를 잡기 어렵다면
다른 사람의 도움을 받아 마사지한다.

 다리를 반대쪽으로 넘길 때 허리가 돌아가면서 통증이 생길 수 있으니 주의한다.
자세를 잡을 때 서혜부가 꼬집히듯 아프면 손으로 무릎을 잡지 말고 아프지 않은 만큼만
고관절을 접어 시행한다.

② 복압 감소 마사지

복부는 허리의 앞에 있으면서 장기를 포함하고 있다. 복부의 압력이 상승하면
허리뼈를 뒤로 밀어내며 허리의 정상 굴곡을 없애 일자허리를 만든다.
마사지를 통해 복압을 떨어뜨리고 허리의 부담을 줄이자.

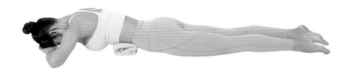

1 수건 2~3개를 말아서 골반 바로
위 복부에 놓은 뒤 손을 이마에 대고
엎드린다.

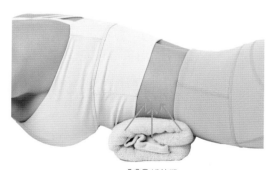

호흡을 내쉴 때

2 호흡을 내쉴 때 배를 집어넣으며
수건이 배 속으로 들어오게 하고
호흡을 들이마실 때는 가슴으로
숨을 쉰다. 30초간 호흡하면서
수건이 배를 지속적으로 압박 및
이완시키도록 한다. 10~20초
휴식한 뒤 다시 2~3회 반복한다.

 수건 1개에서 3개로 점진적으로
두껍게 만들어가며 적응한다.

 횡경막, 복부 근육 및 근막, 늑간근 등이 많이 짧아진 상태라면 호흡이 어렵고 많이 불편할 수 있다.
이럴 때는 통증 및 불편감에 주의를 기울이며 짧은 시간 동안 낮은 강도로 시행한다. 수건이 아닌
폼롤러 같은 단단한 물건으로 이완할 경우, 갈비뼈가 압박되어 골절되지 않게 주의한다.

엉덩이 근육 스트레칭

엉덩이 근육은 상체와 하체를 연결하는 가장 강한 근육이다. 엉덩이 근육이 제 역할을 하지 못하면
허리가 그 역할을 대신하느라 과도하게 큰 힘을 쓰게 되고, 이 때문에 통증이 발생할 수 있다.
엉덩이 스트레칭으로 허리 통증을 미리 예방하고 해결하자.

운동 부위	엉덩이 근육(이상근)
효능 및 효과	짧아진 엉덩이 근육 길이 증진 및 이완, 고관절 가동 범위 확대 및 허리 통증 감소, 다리 신경 저림 및 통증 감소
시간 및 횟수	30초 시행 후 10초 휴식, 2회 2세트

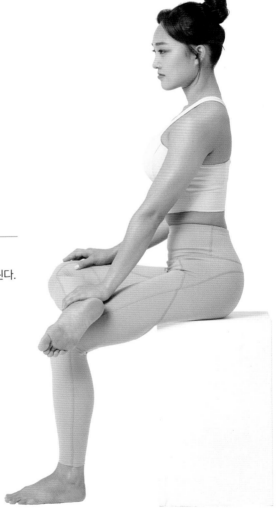

1 의자에 앉아서 발목을
반대쪽 허벅지 위에 올린다.

주의! 무릎이 내려가지 않는다고
너무 무리해서 무릎을 누르지
않는다.
고관절 앞쪽으로 꼬집히는
듯한 통증이 발생하지 않는
한도 내에서 시행한다.

2 팔꿈치로 무릎을 누른 채 상체를 앞으로 숙이고
   엉덩이 바깥쪽과 아래쪽에 당기는 듯한
   감각을 느끼며 30초 동안 버틴다.
   반대쪽도 같은 방법으로 시행한다. E

- 상체를 굽힐 때 가슴을 펴고 등허리가
  굽지 않도록 주의한다.
- 체중을 무릎을 굽힌 쪽 엉덩이에 실으면
  근육에 더 좋은 자극을 줄 수 있다.

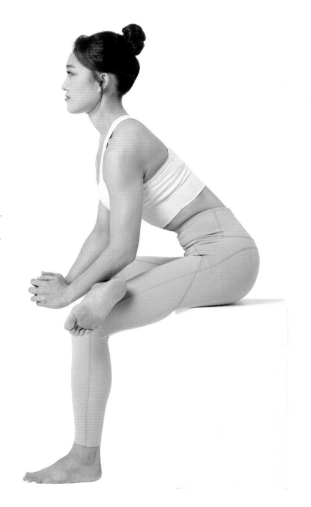

허벅지 뒤 근육 스트레칭

골반에 붙은 허벅지 뒤 근육은 엉덩이 근육을 보조하는 한편 무릎을 굽히는 데 사용되기도 한다.
이 근육이 짧아지면 다리를 앞이나 위로 들 때 이 근육 대신 허리 근육이 강제로 늘어나 허리에 무리가 간다.
이런 현상이 지속되면 척추 굴곡이 없어지는 일자허리가 될 수도 있다.
하체를 움직일 때마다 허리에 무리가 가지 않도록 허벅지 뒤를 꾸준히 스트레칭하자.

운동 부위	허벅지 뒤 근육
효능 및 효과	짧아진 허벅지 뒤 근육 길이 증진 및 이완, 골반 움직임 증진 및 허리 통증 감소, 허리 굴곡 증진
시간 및 횟수	30초 시행 후 10초 휴식, 2회 2세트

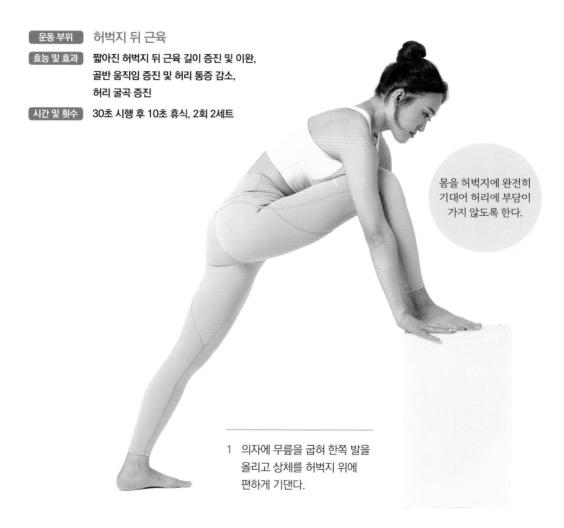

몸을 허벅지에 완전히
기대어 허리에 부담이
가지 않도록 한다.

1 의자에 무릎을 굽혀 한쪽 발을
올리고 상체를 허벅지 위에
편하게 기댄다.

90

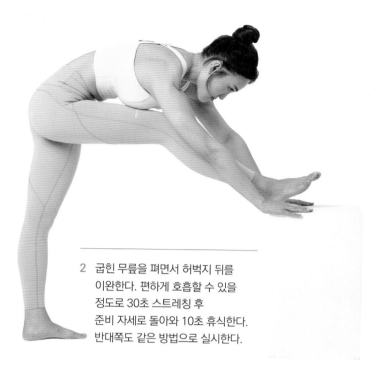

2 굽힌 무릎을 펴면서 허벅지 뒤를 이완한다. 편하게 호흡할 수 있을 정도로 30초 스트레칭 후 준비 자세로 돌아와 10초 휴식한다. 반대쪽도 같은 방법으로 실시한다.

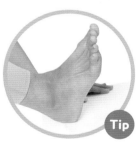

Tip 발목을 뒤로 젖히면 더 강한 자극을 줄 수 있다.

주의! 허리에 부담이 되지 않는 정도까지만 운동한다. 다리 근육의 길이 증진은 오랜 시간이 걸리니, 무리하여 근육이 손상되지 않도록 편안하게 호흡할 수 있는 만큼만 이완한다.

스트레칭을 할 때 발끝 신경이 저리다면 병원을 방문하자. 허벅지 뒤 근육이 신경을 압박해 저릴 수도 있고, 허리 디스크에 문제가 있을 수도 있다. 의외로 허벅지 뒤쪽 근육이 경직되면서 발바닥이 저리는 현상이 자주 발생하니, 스트레칭 시 허리 통증이 심하지 않다면 가벼운 마음으로 병원을 찾는 게 좋다.

STEP 1 ▶ 복부 스트레칭

상체 아랫부분의 앞은 복부, 뒤는 허리이다. 복부와 허리는 서로 영향을 주고받는데
복부 근육이 단축되면 허리 움직임에 큰 제약이 생긴다. 일상생활 속 움직임은 상복부를 많이 단축시키는데,
이런 상태가 지속되면 단축된 복부가 허리를 뒤로 밀어내며 척추의 자연스러운 굴곡을 없앨 수 있다.
복부를 스트레칭하여 허리의 정상 굴곡을 살리고 통증을 예방하자.

- **운동 부위** 복부 근육
- **효능 및 효과** 짧아진 복부 근육 길이 증진 및 이완, 척추 가동성 및 허리 굴곡 증진
- **시간 및 횟수** 20초 시행 후 5초 휴식, 2회 2세트

1 엎드려 두 손을 관자놀이의
  20cm 정도 옆에 편하게 내려놓는다.

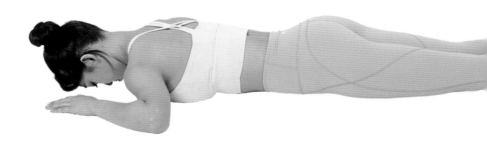

주의! 골반이 바닥에서 뜬다면 척추 굴곡보다 강하게 운동 중이라는 뜻이니, 골반이 뜨지 않고 허리
통증이 없는 범위 내에서 실시한다. 스트레칭을 할 때 발끝 신경이 저리다면 허리에 문제가 있
을 수 있으니 병원을 방문하는 게 좋다.

2 가슴을 앞으로 내밀며 상체를 들어올린다.
가슴과 복부로 호흡하며 복부가 당겨지는 감각을 느낀다.
20초 스트레칭 후 준비 자세로 되돌아와 5초 휴식한다.

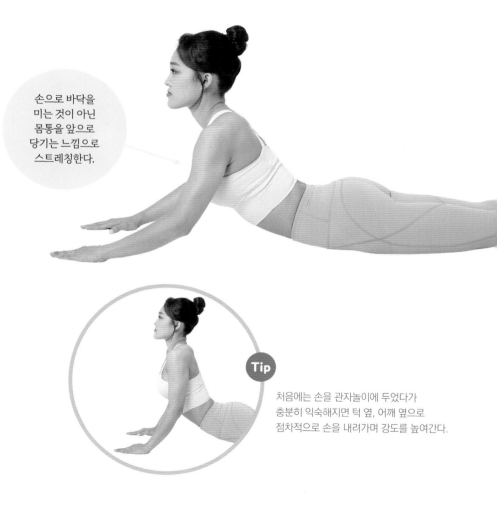

손으로 바닥을 미는 것이 아닌 몸통을 앞으로 당기는 느낌으로 스트레칭한다.

Tip
처음에는 손을 관자놀이에 두었다가
충분히 익숙해지면 턱 옆, 어깨 옆으로
점차적으로 손을 내려가며 강도를 높여간다.

가슴 근육이 짧아지면 연결되어 있는 어깨 근육도 제대로 쓰이지 못한다.

그 결과 가슴과 어깨가 머리와 팔의 무게를 버티지 못하고, 운동 시 버팀목 역할 또한 제대로 하지 못하게 된다.

이때 이 역할을 대체하는 것이 바로 등허리 부분이다. 이런 상황이 지속되면 등과 허리에 스트레스가 쌓여

통증이 생길 수 있다. 가슴 근육 스트레칭으로 악순환을 막아보자.

운동 부위 가슴 근육

효능 및 효과 짧아진 가슴 근육 이완 및 길이 확보, 굽은 등 교정,
허리의 긴장 해소 및 통증 감소

시간 및 횟수 10~15초 시행 후 10초 휴식, 2회 2세트

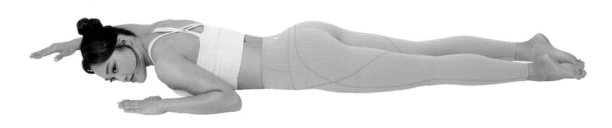

1 엎드린 자세에서 양쪽 팔꿈치를 굽힌다.
한쪽 팔꿈치는 어깨보다 조금 위쪽에 두고,
다른쪽 팔꿈치는 몸통 가까이에 붙여 지지한다.

주의! 매트에 기댄 팔꿈치 높이를 조절하여 어깨 통증이 없는 범위 내에서만 운동한다.
어깨 앞이 과도하게 돌출되지 않도록 주의한다.

2 몸통 가까이 붙인 팔로 상체를 들어 올리면서
   같은 쪽 다리를 들어 몸통 뒤로 넘긴다. 가슴을 활짝 젖히고
   어깨에 무리가 가지 않는 범위 내에서 가슴 근육이 당겨지는
   감각을 느끼며 자세를 유지한다. 10~15초 정도 편안한
   호흡을 유지하다가 준비 자세로 되돌아온다.
   반대쪽도 같은 방법으로 실시한다.

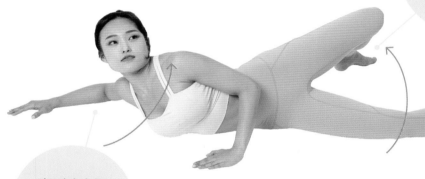

다리를 가슴과
대각선 방향으로
멀리 뻗어 가슴부터
다리까지 모두 스트레칭
되도록 한다.

팔꿈치의 위치를
위아래로 조금씩 옮겨가며
가슴 근육을 전체적으로
스트레칭한다.

 Tip 가슴 근육 및 어깨 앞쪽의 근육이 너무 짧으면 어깨 위쪽이나 뒤쪽에 통증이 있을 수 있으니
스트레칭하기 전에 반드시 겨드랑이 앞쪽 마사지(p.50 참조)를 한다.

골반 앞뒤 스트레칭

골반은 허리 아랫부분에서 허리를 지탱해주며 허리와 함께 움직인다.
때문에 강하면서 자유롭게 움직여야 하는데, 오래 앉아 있거나 좁은 공간에서 장기간 활동하는 현대인들은
골반이 굳어지기 쉽다. 골반 앞뒤 스트레칭으로 굳은 골반을 풀고 허리의 부담을 줄이자.

운동 부위	골반 앞뒤 근육
효능 및 효과	골반 앞뒤 근육 길이 증진 및 이완, 골반 가동성 증진, 허리 긴장 및 통증 완화
시간 및 횟수	15초 앞뒤 연속 시행 각 3회, 양방향 각 2세트

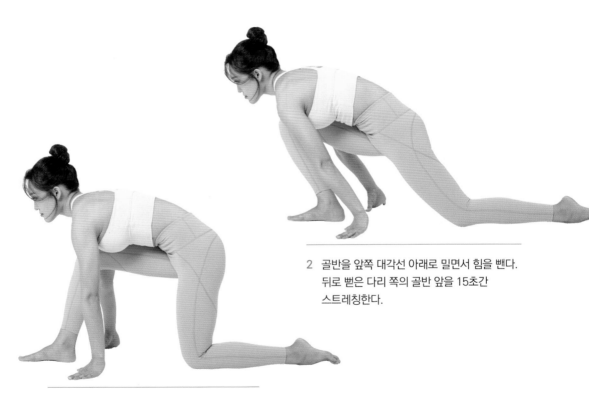

2 골반을 앞쪽 대각선 아래로 밀면서 힘을 뺀다.
　 뒤로 뻗은 다리 쪽의 골반 앞을 15초간
　 스트레칭한다.

1 한쪽 다리는 뒤로 뻗고 반대쪽 다리는 90도로
　 세운 다음 상체의 힘을 빼고 앞으로 기대며
　 양손으로 바닥을 짚는다.

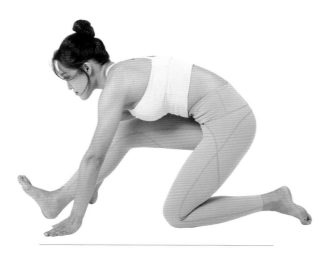

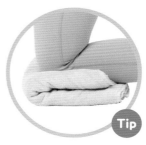

3 엉덩이를 뒤로 빼면서 앞으로 굽혔던 다리를 펴고
  다리 뒤쪽 근육을 15초간 스트레칭한다.
  앞뒤를 번갈아가면서 15초씩 연속으로 3회
  스트레칭한다. 반대쪽도 같은 방법으로 실시한다.

- 뒤로 뻗은 다리의 무릎이 아프면
  무릎 밑에 수건을 깐다.
- 상체를 계속 세운 다리에 기대어
  허리에 부담이 가지 않게 한다.
- 뻗은 다리에 체중을 왔다 갔다
  실으며 몸을 함께 이동한다.

 세운 다리의 무릎 위치가 발끝을 넘어가면 무릎에 손상이 갈 수 있으니 골반 앞 스트레칭을
할 때 무릎 위치에 주의한다.

STEP 2 ▶ 고양이 소 운동

척추는 목뼈, 등뼈, 허리뼈, 엉치뼈, 꼬리뼈로 구성되어 있다. 신체가 움직일 때는 한 관절만 많이 움직이는 것보다 여러 관절을 조금씩 나누어 움직이는 것이 안전한데, 척추도 마찬가지다. 이 운동은 허리뿐만 아니라 목과 등, 골반을 함께 움직이는 운동이다. 여러 관절에 조금씩 움직임을 나누어 허리의 부담을 줄이고 통증을 예방한다.

운동 부위　척추 전체 근육 및 골반
효능 및 효과　척추와 골반의 부드러운 움직임, 허리와 골반 근육 이완 및 통증 감소
시간 및 횟수　10초 위아래 연속 시행 각 3회, 2세트

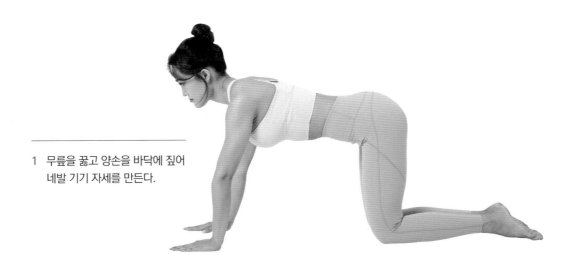

1 무릎을 꿇고 양손을 바닥에 짚어
　　네발 기기 자세를 만든다.

 주의!　허리에 부담이 되지 않는 범위 내에서 점진적으로 위아래 운동 폭을 넓힌다.

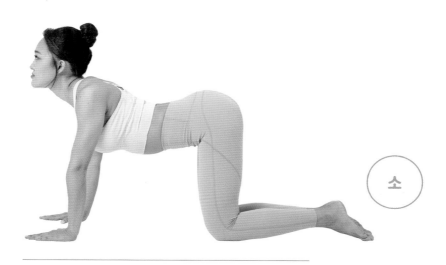

소

2 고개를 들어 위를 보며 어깨, 등, 허리의 힘을 빼, 척추 전체의
    굴곡이 오목하게 내려오는 소 자세를 만들고 10초간 유지한다.

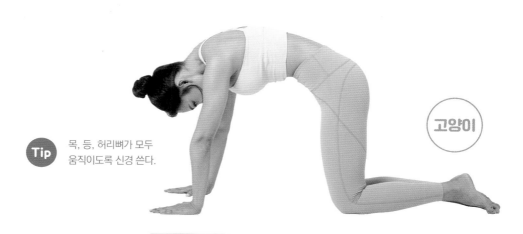

고양이

Tip 목, 등, 허리뼈가 모두
       움직이도록 신경 쓴다.

3 양손으로 바닥을 밀면서 고개로 내려 배꼽을 바라보고 아랫배를 당겨
    등과 허리를 둥글게 만다. 척추 전체의 굴곡이 볼록하게 올라오는 고양이
    자세를 10초간 유지한 뒤 소 자세와 함께 10초씩 번갈아가며 시행한다.

STEP 2 ▶ 과하게 걷기

신체의 모든 움직임은 눈에는 보이지 않는 축을 기준 삼아 균형 있게 행해진다. 예를 들어 걸을 때 오른팔이 앞으로 나가면 반대편의 왼쪽 다리가 앞으로 함께 움직인다. 척추라는 축을 기준으로 반대 움직임을 만들어 몸의 균형을 유지하는 것이다. 그런데 이때 어느 한쪽이 짧아진 상태라면 몸의 전체적인 움직임이 망가져버린다. 과하게 걷기는 일상생활 속에서 팔다리를 움직일 때 반대 움직임 때문에 허리에 부담이 가지 않도록, 어깨와 골반의 움직임을 부드럽게 만들어주는 운동이다.

운동 부위 어깨, 척추, 골반 전체 근육
효능 및 효과 전신의 부드러운 움직임, 골반과 어깨의 대각선 운동 증진
시간 및 횟수 30초 시행 후 10초 휴식, 2회 2세트

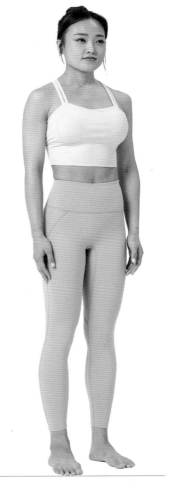

1   주먹 하나가 들어갈 만한 간격으로
    다리를 벌리고 선다.

 주의! 약화된 복근과 엉덩이 근육을 갑자기 사용하면 허리에 부담이 될 수 있으니,
운동 시작 초기에는 허리가 아프지 않더라도 충분히 휴식 시간을 두고 운동한다.

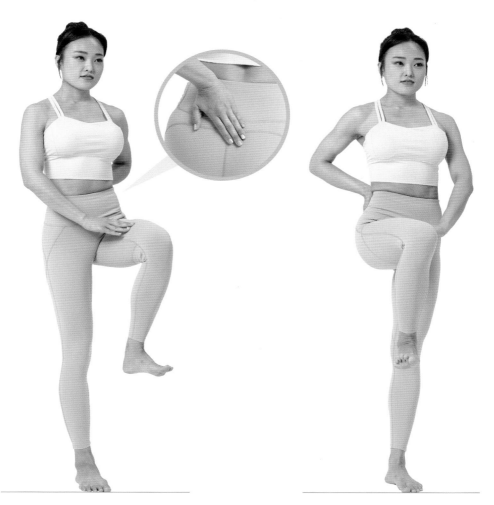

2 왼쪽 다리를 90도로 들고 오른손으로는
 허벅지 가운데를, 왼손으로는 엉치뼈
 가운데를 살짝 터치 한다.

3 준비 자세로 돌아온 후 반대쪽도 같은
 방법으로 시행하여 연속으로 30초
 동안 걷는 동작처럼 운동한다.

Tip
 • 아랫배를 가볍게 집어넣어 다리를 들 때 복근을 사용하도록 유도한다.
 • 어깨가 앞으로 말리지 않도록 가슴을 펴고 운동한다.

Daily Program
하루 10분
허리 스트레칭

허리 통증을 없애는 데 포인트가 되는 운동을 모아
루틴으로 만들었다. 매일 10분씩 꾸준히 따라 하면
통증을 효율적으로 없앨 수 있다.

엉덩이 근육 마사지(p.86)
엉덩이 옆과 뒤, 전체적으로
30초 × 양쪽 1회

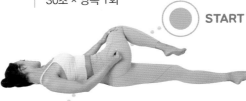

START

엉덩이 근육 스트레칭(p.88)
30초 유지 + 10초 휴식 x 2회
양쪽 교대 1세트

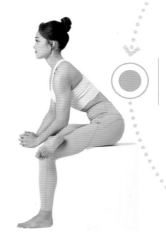

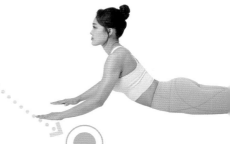

복부 스트레칭(p.92)
20초 유지 + 5초 휴식 x 2회

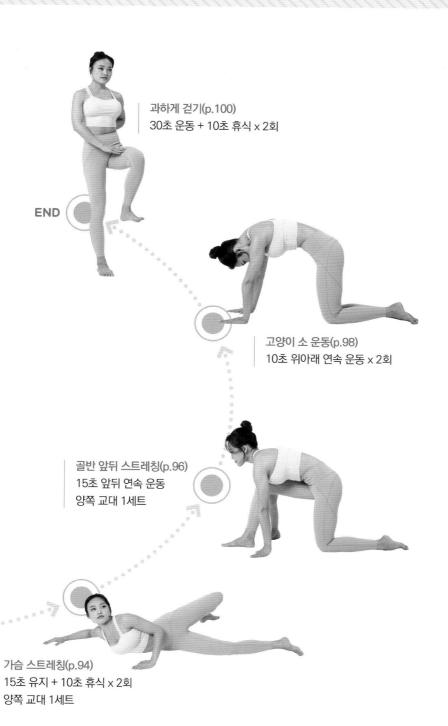

과하게 걷기(p.100)
30초 운동 + 10초 휴식 x 2회

END

고양이 소 운동(p.98)
10초 위아래 연속 운동 x 2회

골반 앞뒤 스트레칭(p.96)
15초 앞뒤 연속 운동
양쪽 교대 1세트

가슴 스트레칭(p.94)
15초 유지 + 10초 휴식 x 2회
양쪽 교대 1세트

Power Program
네발 기기 대각선 들기

중력의 영향을 받는 지구에서는 몸 앞쪽의 굽히는 근육과 몸 뒤쪽의
펴는 근육이 제대로 사용되어야만 몸을 바로 세우며 생활할 수 있다.
이 운동은 골반과 어깨 앞쪽의 굽히는 근육을 늘이며 몸 뒤쪽의
펴는 근육과 허리의 속 근육까지 함께 사용하는 복합 운동이다.

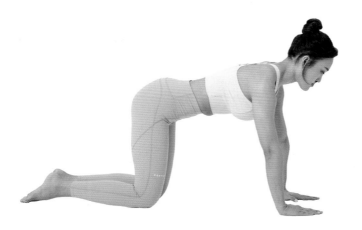

1 무릎을 꿇고 양손을 바닥에 짚어
   네발 기기 자세를 만든다.

 허리가 뒤로 꺾이지 않도록 복부의 힘을 계속 유지하면서 운동한다.

2 복부에 가볍게 힘을 주면서 한쪽 팔을 앞으로
   뻗는 동시에 반대쪽 다리를 위로 든다.

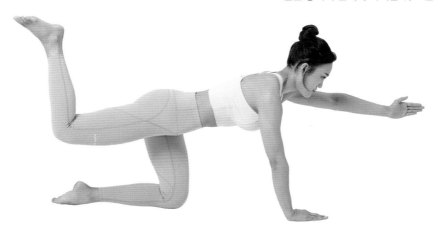

무릎을
90도로 굽히고
뒤로 들어 허벅지 뒤쪽
근육보다 엉덩이가 더욱
많이 사용되도록 한다.
이러면 골반 앞쪽도
능동적으로 스트레칭
된다.

3 준비 자세로 돌아왔다가 반대편도 마찬가지로
   실시한다. 이 동작을 좌우 번갈아가며 연속으로
   1분 동안 시행한다.

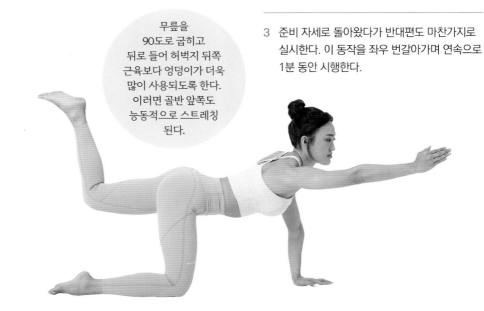

Power Program
의자 잡고 굿모닝

다리를 앞으로 들거나 몸을 숙일 때 엉덩이와 다리 뒤쪽 근육이
탄탄하게 힘을 내며 늘어나야 허리에 부담이 가지 않는다.
이 운동은 허리가 조금 불편한 사람도 의자를 잡고 쉽게
따라 할 수 있다.

1 의자 등받이를 잡고 편하게 선다.

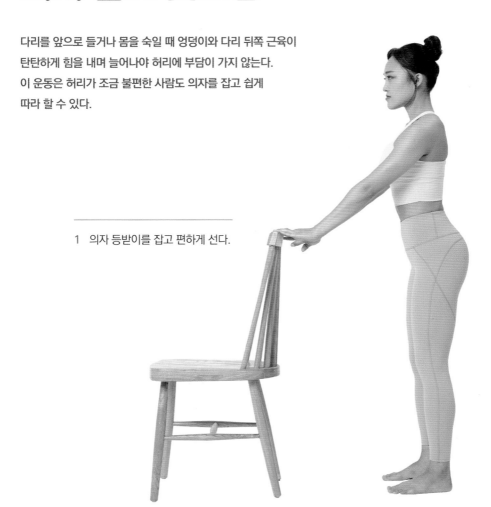

 주의! 몸을 일으킬 때 허리가 과도하게 꺾이지 않도록 아랫배를 긴장시키며 일자를 유지하도록
노력하고, 엉덩이가 끝까지 펴지도록 한다.

2 허리를 일자로 유지하면서 무릎을 살짝 굽히고 엉덩이를
  뒤로 빼며 인사하듯 몸을 숙인다. 복부에 가볍게 힘을 주면서
  준비 자세로 돌아온다. 자세가 흐트러지지 않게 주의하며
  30초 동안 연속하여 시행한다.

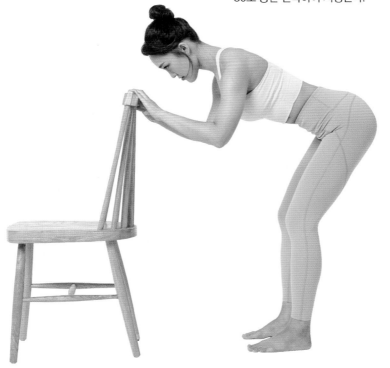

Tip
- 의자 등받이는 허리를 굽혔을 때 허리 아래로 내려가지 않는 높이여야 한다.
- 동작이 미숙하면 무릎보다 높은 의자에 앉아 편하게 운동한다.
- 손에 힘을 빼고 팔꿈치는 상체의 움직임에 따라 편안하게 접혔다 펴지게끔 한다.

3

Chapter

의료비 지출 1위,
무릎
통증

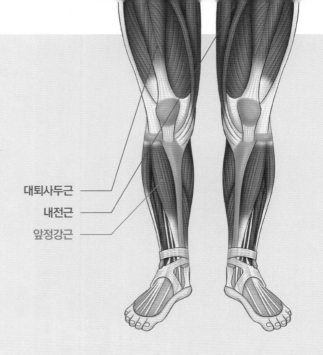

대퇴사두근 ────
내전근 ────
앞정강근 ────

무릎은 나이가 든 다음 인공관절로 대체하는 대표적인 관절이다. 과거에는 평생에 걸쳐 무리한 노동을 해온 나이 많은 여성들이 인공관절 및 무릎 수술을 많이 받았지만, 최근에는 젊은 남성도 무리한 운동 등으로 무릎 수술을 빈번하게 받고 있다. 이제 무릎은 성별과 연령대를 불문하고 모든 사람이 신경 써야 하는 관절이 되었다.

무릎은 스스로 힘을 내거나 버티는 관절이 아니라 체중과 힘이 지나가는 관절이다. 무릎에 초점을 맞추기 전에 우선 하체의 역할부터 생각해보자. 하체는 상체의 무게를 지탱하는 한편, 원하는 방향으로 발을 디뎌 움직일 수 있어야 한다. 이때 상체의 무게를 버티면서 하체로 힘을 분산시키고, 폭발적인 힘으로 운동을 이끌어내는 부분은 엉덩이 근육이다. 또한 움직이려는 쪽으로 방향을 맞추며 신체의 균형을 유지하는 부분은 발목이다.

그리고 두 관절의 중간에서 힘과 방향을 위아래로 전달하는 관절이 바로 무릎이다. 이렇게 위로는 골반, 아래로는 발목과 연결된 무릎은, 이 두 부분과 연결된 근육에 문제가 발생하면 통증이 생길 수밖에 없다.

현대인은 대부분 좁은 공간에서 좁은 범위의 활동만 반복하며 살아간다. 사무실 업무나 공부, 집안일은 근육을 짧게 만들고 약화하는 활동에 가깝다. 이때 상체를 지탱하는 엉덩이 근육, 혹은 방향을 제어하는 발목과 연결된 종아리 근육이 짧아지고 약해지면 당연히 무릎에 부담이 갈 수밖에 없다.

무릎 통증의 원인은 크게 네 가지로 나뉜다.

첫 번째, 무릎 자체의 문제이다. 무릎 통증 중 가장 빈번하게 나타나는 것은 무릎뼈 아래의 슬개건(무릎 아래 힘줄) 주위 통증이다. 무릎을 굽히거나 펼 때 무릎뼈가 부드럽게 움직여야 하는데, 무릎뼈를

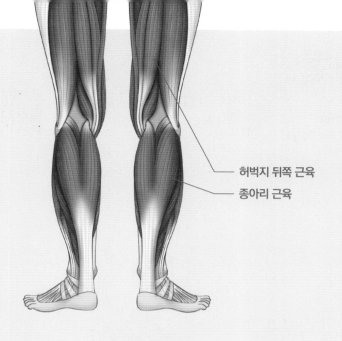

단축되며 경직되는 근육

- 대퇴사두근
- 내전근
- 허벅지 뒤쪽 근육
- 종아리 근육

늘어나며 경직되는 근육

- 앞정강근

허벅지 뒤쪽 근육
종아리 근육

움직이는 허벅지 앞 근육이 짧아지면서 무릎뼈의 매끄러운 움직임을 막고, 슬개건과 그 주위에 스트레스가 축적되어 통증이 발생하는 것이다.

두 번째는 엉덩이 근육의 문제다. 엉덩이 근육이 짧아지고 제대로 사용되지 못하면, 엉덩이가 내야 하는 힘을 무릎이, 특히 무릎 바깥쪽이 대신하게 된다. 이러면 그 힘을 버티기 위해 안쪽 근육인 내전근까지 함께 스트레스를 받는다. 이렇게 무릎의 안쪽과 바깥쪽이 서로에게 자극을 주다 보면 정상적이던 근육 사용 순서가 완전히 바뀌어버린다. 게다가 안정적으로 힘을 써주던 다른 근육의 사용을 억제하기에 이른다.

세 번째, 종아리 근육의 단축 때문에 무릎이 아플 수도 있다. 종아리 근육이 짧아지면 서 있거나 걸을 때 발목의 활동 각도가 좁아지고, 짧아진 근육이 오금을 당겨 무릎을 끝까지 펼 때마다 스트레스

가 쌓인다. 그뿐 아니라 발목 앞 근육을 긴장시키기도 하는데, 이 근육은 무릎 아래까지 근막으로 연결되어 있어 아래로 무릎을 당겨 내리려 한다. 이런 스트레스가 지속적으로 축적되면 통증이 유발될 수 있다.

마지막으로 생각지도 못한 곳의 문제가 무릎 통증을 만들 수 있다. 바로 어깨다. 어깨가 앞으로 굽으면 상체의 무게가 앞으로 쏠리는데, 이러면 무릎에 체중이 더 많이 걸린다. 바른 자세보다 훨씬 더 많은 힘을 쓰게 된 무릎이 스트레스를 받는 건 당연한 일이다.

이렇게 무릎 통증은 무릎뿐 아니라 다양한 곳의 근육이 짧아져서 생긴 통증일 수 있으니, 원인에 따라 해당 근육을 충분히 늘이고 제대로 사용하여 무릎의 부담을 줄이고 통증을 막아야 한다.

셀프 테스트

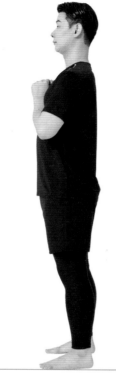

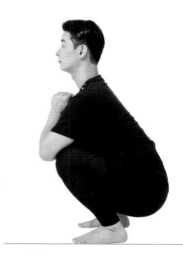

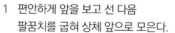

1 편안하게 앞을 보고 선 다음
   팔꿈치를 굽혀 상체 앞으로 모은다.

2 엉덩이가 뒤꿈치 근처까지 가도록 앉는다.
   다시 준비 자세로 돌아가 이 동작을
   3~5회 반복한다.

CHECK!

☐ 무릎에 통증이 있다.

☐ 무릎에서 소리가 크게 난다. 끝까지 앉았을 때 소리가 조금 나는 것은 괜찮으나,
   딱! 소리가 연속해서 나거나 또는 엉덩이 높이가 무릎보다 위일 때 소리가 나서는 안 된다.

☐ 끝까지 앉았을 때 발뒤꿈치가 바닥에서 뜬다.

▶ 하나라도 해당된다면 무릎 통증이 진행 중이거나 발생할 확률이 높다.

2 무릎 움직임 및 크기 검사

무릎 움직임, 크기

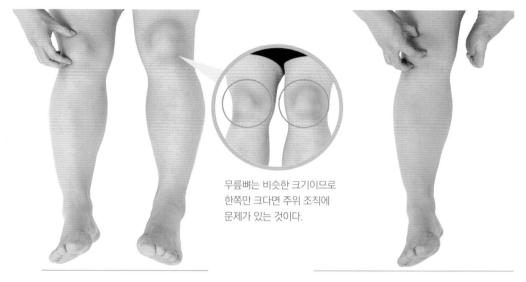

무릎뼈는 비슷한 크기이므로
한쪽만 크다면 주위 조직에
문제가 있는 것이다.

1 바닥에 앉아서 두 무릎의 힘을 빼고
   크기를 확인한다.

2 한쪽 무릎을 굽히고 편히 앉은 다음 손으로
   무릎뼈를 잡고 사방으로 움직여본다.
   반대쪽도 같은 방법으로 시행한다.

CHECK!

☐ 두 무릎의 크기가 다르다.

☐ 무릎뼈의 움직임이 뻣뻣하거나 잘 움직이지 않는다.

▶ 하나라도 해당된다면 무릎 통증이 진행 중이거나 발생할 확률이 높다.

③ 무릎 주위 통증 검사

무릎 아래 및 안쪽 통증

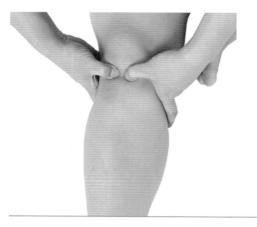

1 한쪽 무릎을 굽히고 앉아 다리의 힘을 뺀다.
   엄지손가락으로 무릎 아래를 눌러 좌우로 움직여본다.

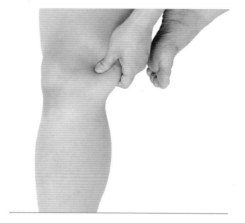

2 무릎 안쪽 근육을 손으로 가볍게 잡고
   흔들어본다. 반대쪽도 같은 방법으로 시행한다.

CHECK!

□ 무릎 아래에 통증이 느껴진다.
□ 무릎 안쪽에 통증이 느껴진다.

▶ 강한 자극에도 통증이 전혀 없어야 하며, 하나라도 해당된다면 무릎 통증이 진행 중이라는 뜻이다.

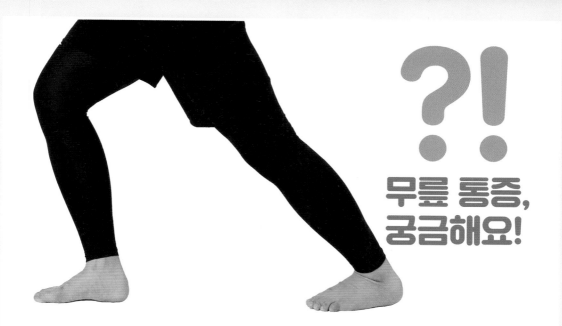

?!

무릎 통증,
궁금해요!

**무릎이 붓고,
누르면
옆이 튀어 올라와요.**

무릎 관절 속에 문제가 생기면 물이 차는 경우가 있습니다. 연골 및 뼈를 감싸는 막 등이 손상되어 염증이 생기면 무릎에 열감이 느껴지면서 붓습니다. 심하면 무릎 주위를 눌렀을 때 속에서 물이 움직이는 느낌이 나면서 다른 부위가 튀어나올 수 있습니다. 이럴 때는 우선 병원에 방문해 진료를 받은 뒤 상태에 맞춰 운동하는 것이 안전합니다.

**무릎 연골이
너무 아파요.
뼈가 아픈 것이니
운동하면
안 되겠지요?**

무릎 연골 손상으로 뼈를 감싸고 있는 막에 염증이 발생해 통증이 생길 수 있습니다. 하지만 이런 경우는 생각보다 드뭅니다. 무릎 통증으로 병원을 찾는 사람 중 대다수는 무릎 연골이 아닌, 힘줄이나 연부 조직의 문제로 통증이 발생한 케이스입니다. 이런 통증은 근육 이완과 스트레칭으로 완화할 수 있어요.

연골은 머리카락이나 손톱처럼 감각 세포가 없어 통증을 느끼지 못합니다. 연골이 손상되다 못해 뼈막 등의 상피세포까지 손상을 받으면 그제야 통증이 느껴진답니다. 그러니 무릎이 아프다고 바로 연골 문제일 거라 여기고 미리 겁내기보다는 정확한 검사와 함께 스트레칭 및 운동 치료를 병행하는 과정을 추천합니다.

Ready 1 근육 이완 마사지

무릎 아래 마사지

무릎에서 가장 대표적으로 통증이 발생하는 곳은 무릎 아래 힘줄인 슬개건과 주위 조직이다.
가벼운 마사지로 이 부분의 스트레스를 해소하여 운동 시 불편감이 느껴지지 않도록 하자.

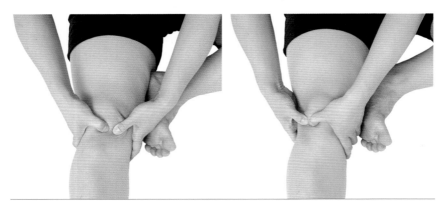

1 왼쪽 무릎을 굽히고 앉아 다리의 힘을 뺀다. 엄지손가락으로 오른쪽 다리의 무릎 아래를 좌우로
   살살 압박하며 30초간 마사지한다. 반대쪽도 같은 방법으로 30초간 마사지한다.

  무릎뼈를 움직여보며 다리에 힘이 완전히
         빠졌는지 확인 후 마사지한다.

  너무 강한 자극은 오히려 염증을 유발할 수 있으니 무리하게 마사지하지 않는다.

② 허벅지 바깥쪽 마사지

근육 사용 순서가 틀어지면 엉덩이와 내측 광근보다 허벅지 바깥 근육이 먼저 사용된다.
경직된 이 근육이 먼저 사용되면 무릎뼈의 움직임에 제한이 생기므로 평소 마사지로 잘 풀어줘야 한다.

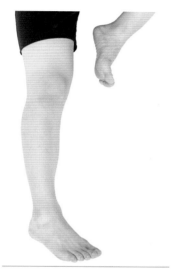

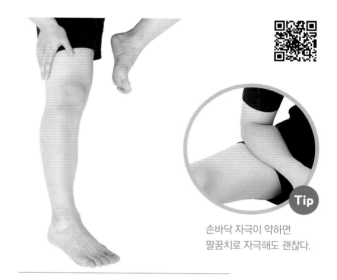

손바닥 자극이 약하면
팔꿈치로 자극해도 괜찮다.

Tip

1 왼쪽 무릎을 굽히고 앉은 다음 발의
   바깥쪽이 위를 보도록 돌린다.
   오른쪽 다리의 힘을 완전히 뺀다.

2 손바닥 전체를 이용하여 허벅지 바깥쪽
   근육을 가볍게 압박하며 30초간 마사지한다.
   반대쪽도 같은 방법으로 시행한다.
   양쪽 교대로 2회씩 시행 한다.

주의! 마사지를 하려고 몸을 숙일 때 허리에 통증이 느껴지면
허벅지 뒤 근육 스트레칭(p.90 참조)과 엉덩이 근육 스트레칭(p.88 참조)부터 실시한다.

Ready2 팔 들기 운동

어깨가 앞으로 말리면 등이 굽으면서 체중이 무릎 중앙선보다 앞쪽으로 쏠린다.
이러면 체중을 버티기 위해 무릎에서 더 큰 힘을 내다가 통증이 발생할 수 있다.
이 운동으로 어깨를 펴고 체중이 앞쪽에 과도하게 쏠리지 않게 하자.

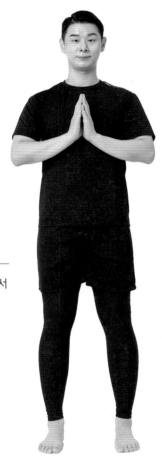

1 다리를 어깨너비로 벌리고 가슴 앞에서
   양손바닥을 합장하듯 붙인다.

복부에 가볍게 힘을 주어 허리에 부담이 가지 않도록 한다
어깨에 너무 무리가 가지 않는 범위 내에서 운동한다.

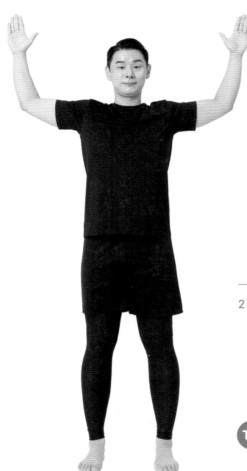

2 팔을 대각선 위의 뒤쪽으로 뻗으며 가슴을 쭉 편다.
   이때 손바닥이 앞을 향하게 한다.
   다시 준비 자세로 돌아와 30초 동안 반복 시행한다.
   10초 휴식 후 한 번 더 30초간 추가로 실시한다.

Tip 팔을 위로 들 때 팔꿈치의 위치를
        귓불 아래부터 머리 위까지 옮겨가며
        어깨 뒤쪽을 전체적으로 움직여준다.

STEP 1 ▶ 내전근 스트레칭

내전근은 골반과 대퇴골을 연결해주는 근육으로 허벅지 안쪽에 위치해 있다.
내전근이 짧아지면 고관절이 넓은 범위로 움직이기 어렵다.
또한 짧아진 내전근이 무릎 안쪽을 당기며 통증을 일으킨다.
하체를 전체적으로 움직일 때 방해가 되지 않도록 내전근을 우선 스트레칭으로 늘여둔다.

운동 부위	골반 내전근
효능 및 효과	짧아진 내전근 길이 증진 및 이완, 무릎 안쪽 통증 감소, 고관절 주위 긴장 완화 및 가동성 증진
시간 및 횟수	30초~1분, 양방향 각 2회 1세트

1 왼쪽 다리는 옆으로 굽히고,
   오른쪽 다리는 엉덩이가
   바닥에서 떨어지지 않는
   범위 내에서 옆으로 쭉 편다.

다리를 벌릴 때
처음부터 옆으로
다 펴지지 않을 수 있으니,
양쪽 다리 각도를 90도에서
180도로 점차적으로
벌려간다.

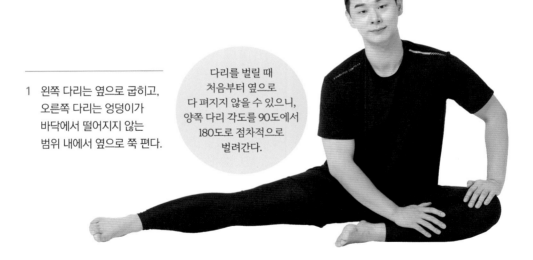

주의!
운동을 할 때 내전근이 전체적으로 늘어나지 않고 무릎 안쪽이 아프다면, 다리 벌리는 각도를 조금 좁히고 내전근 안쪽부터 바깥쪽까지 모두 마사지하여 내전근 전체를 늘이면서 각도를 점차 넓혀간다.

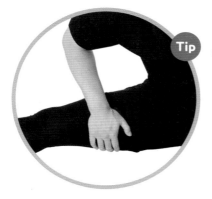

다리를 벌려 늘어난 내전근 및 안쪽 근육들을 손으로 주무르듯 마사지하면 더욱 빠르게 이완되고 잘 늘어난다.

늘어나는 다리 쪽으로 체중을 이동하면 더욱 큰 자극을 받을 수 있다. E

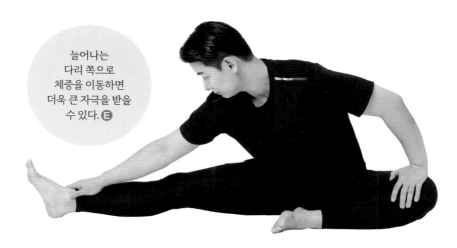

---

2   왼손으로 왼쪽 다리의 무릎이 움직이지 않게 잡고, 오른손으로 오른쪽 다리의 발목을 잡을 수 있도록 몸을 옆으로 숙인다. 근육이 너무 아프지 않은 범위 내에서 30초~1분 정도 스트레칭 후 반대쪽도 같은 방법으로 시행한다.

STEP 1 ▶ 골반 앞 & 허벅지 앞 스트레칭

허벅지 앞 근육은 무릎뼈에 직접적으로 붙어 있는 근육이다.

이곳이 짧아지면 무릎뼈의 원활한 움직임을 방해해 필연적으로 무릎 주위 통증을 일으킨다.

다음 페이지에 설명할 골반 앞 스트레칭과 병행하여야 효과가 좋으니 되도록 함께 운동하도록 한다.

운동 부위	골반 앞, 허벅지 앞 근육
효능 및 효과	짧아진 골반 앞 및 허벅지 앞 근육 길이 증진 및 이완, 무릎 주위 긴장 완화 및 무릎뼈 가동성 증진
시간 및 횟수	골반 앞 30초 후 허벅지 앞 30초, 양방향 각 2회 1세트

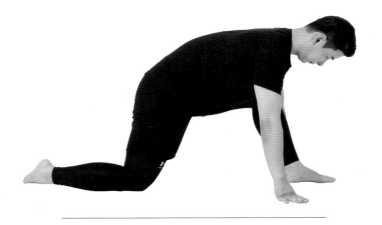

1 오른쪽 다리는 뒤로 뻗고 왼쪽 다리는 90도로 세운 다음
   상체의 힘을 빼고 앞으로 기대며 양손으로 바닥을 짚는다.

 주의! 몸을 세울 때 허리에 너무 힘이 들어가지 않게 주의한다.

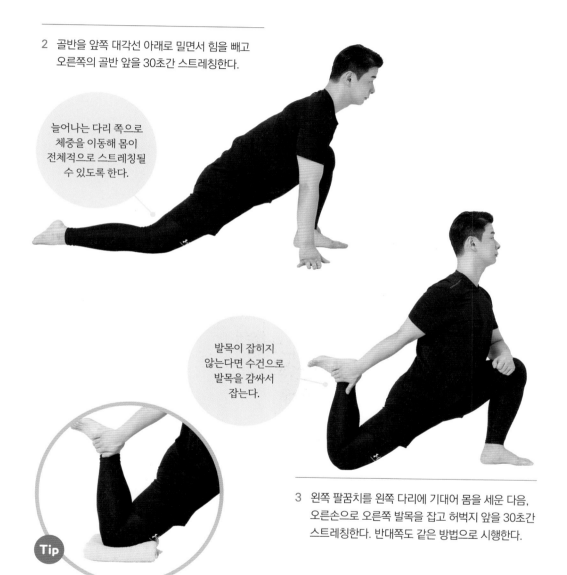

2 골반을 앞쪽 대각선 아래로 밀면서 힘을 빼고
오른쪽의 골반 앞을 30초간 스트레칭한다.

늘어나는 다리 쪽으로
체중을 이동해 몸이
전체적으로 스트레칭될
수 있도록 한다.

발목이 잡히지
않는다면 수건으로
발목을 감싸서
잡는다.

Tip

무릎 아래에 쿠션이나 방석 등을 깔면
아프지 않게 스트레칭할 수 있다.

3 왼쪽 팔꿈치를 왼쪽 다리에 기대어 몸을 세운 다음,
오른손으로 오른쪽 발목을 잡고 허벅지 앞을 30초간
스트레칭한다. 반대쪽도 같은 방법으로 시행한다.

STEP 1 ▶ 엉덩이 & 골반 앞 스트레칭

엉덩이 근육이 짧아지면 이 근육 대신 허벅지 바깥쪽과 뒤쪽 근육이 과도하게 사용되어
무릎에 큰 스트레스를 주고 통증을 일으킬 수 있다. 엉덩이 근육과 골반 앞 근육을
함께 스트레칭하여 고관절을 부드럽게 만들고 무릎의 부담을 줄인다.

운동 부위 엉덩이 및 골반 앞 근육

효능 및 효과 짧아진 엉덩이 및 골반 앞 근육 길이 증진 및 이완,
고관절 주위 긴장 완화 및 가동성 증진

시간 및 횟수 30초~1분, 양방향 각 2회 1세트

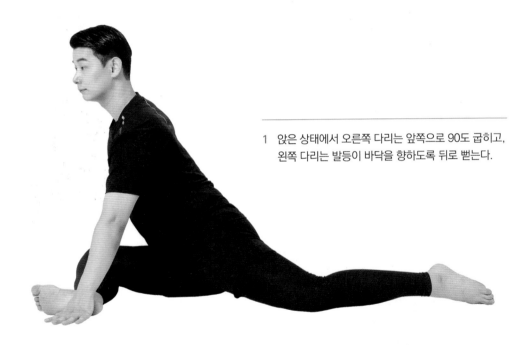

1 앉은 상태에서 오른쪽 다리는 앞쪽으로 90도 굽히고,
왼쪽 다리는 발등이 바닥을 향하도록 뒤로 뻗는다.

주의! 앞으로 90도 굽힌 무릎에 무리가 가지 않는 범위 내에서 시행한다. 무릎이 너무 불편하다면
처음에는 90도를 유지하려고 애쓰지 말고 편안히 굽힌 채 시행해도 괜찮다.

Tip

- 처음에는 자세가 잘 나오지 않으니 무리하게 2번 자세를 만들려고 하지 말고,
  1번과 2번 자세를 교대로 취하며 조금씩 2번 자세가 제대로 나오게끔 노력한다.
- 처음 동작을 취하면 엉덩이 또는 골반 앞, 두 군데 중 한곳이 먼저 당기는 느낌이 나지만,
  나중에는 두 군데 모두 스트레칭된다.
- 엉덩이 근육 마사지(p.86 참조) 및 골반 앞뒤 스트레칭(p.96 참조)을 한 후 시행하면
  더욱 쉽게 자세를 취할 수 있다.

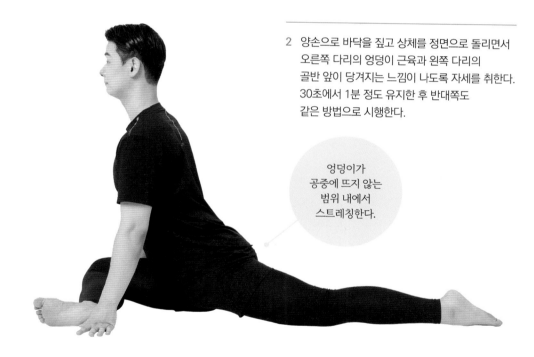

2 양손으로 바닥을 짚고 상체를 정면으로 돌리면서
   오른쪽 다리의 엉덩이 근육과 왼쪽 다리의
   골반 앞이 당겨지는 느낌이 나도록 자세를 취한다.
   30초에서 1분 정도 유지한 후 반대쪽도
   같은 방법으로 시행한다.

엉덩이가
공중에 뜨지 않는
범위 내에서
스트레칭한다.

STEP 1 ▶ 종아리 스트레칭

종아리 근육이 짧아지면 무릎에 다양한 악영향이 간다. 우선 걷거나 서 있을 때 발목 관절이 잘 움직이지 않아 무릎에 스트레스를 준다. 더불어 오금을 긴장시켜 무릎 뒤 혈액 순환을 방해하고, 발목 앞 근육까지 함께 긴장시켜 무릎 아래까지 통증을 유발할 수 있다. 종아리는 혈액 순환에도 꼭 필요한 근육이니 전신 건강을 위해서도 항상 신경 써서 운동하자.

운동 부위	종아리 근육
효능 및 효과	짧아진 종아리 근육 이완 및 길이 확보, 오금 및 무릎 주위 긴장 완화 및 통증 감소, 발목 가동성 증진 및 무릎 충격 감소
시간 및 횟수	20~40초, 양방향 각 3회 1세트

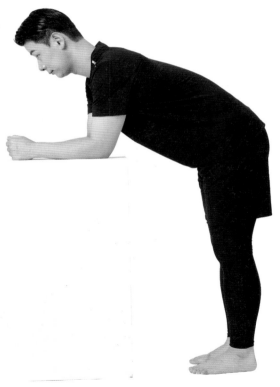

1 몸을 숙이고 책상에 두 팔을
   편하게 기대어 선다.

 추운 날이나 몸이 경직되어 있을 때 갑작스럽게 종아리 스트레칭을 하면 아킬레스건이 손상될 수 있다. 체온을 따뜻하게 유지하며 종아리가 이완된 상태에서 스트레칭한다.

Tip

- 처음 스트레칭 시에는 종아리가 잘 늘어나지 않을 수 있다. 이럴 때는 뒤꿈치를 바닥으로 눌렀다가 힘을 빼는 동작을 몇 번 반복하며 자극을 준다.
- 상체를 편하게 이완하며 스트레칭해야 종아리도 쉽게 이완된다.

2 한쪽 무릎은 살짝 굽히고 다른 쪽 다리를 뒤로 쭉 뻗어 뒤꿈치가 바닥에 닿도록 한다. 발목이 꺾이고 종아리가 당겨지는 감각을 느끼며 20~40초 동안 스트레칭 후 반대쪽도 같은 방법으로 시행한다.

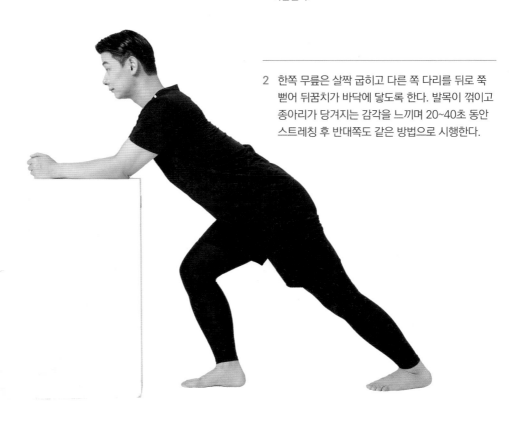

STEP 2 ▶ 고관절 외회전

고관절은 앞뒤 좌우로 움직일 뿐만 아니라 회전 운동까지 가능한 관절이다.

고관절이 자연스럽게 회전되어야 무릎이 안쪽으로 틀어지며 발생하는 통증을 막을 수 있다.

이 운동은 엉덩이 근육을 활용하여 짧아진 골반 안쪽 근육을 이완시키고 무릎 스트레스를 막는 운동이다.

운동 부위 엉덩이 근육 및 골반 안쪽 근육

효능 및 효과 짧아진 골반 안쪽 근육 이완 및 엉덩이 근육의 협응력 향상,
고관절 및 무릎 주위 긴장 완화 및 통증 감소, X다리와 O다리 교정

시간 및 횟수 30초 시행 후 10초 휴식, 양방향 각 2회 2세트

1 왼쪽 옆으로 누워서 왼쪽 다리는 일자로 펴고,
오른쪽 다리는 뒤꿈치가 왼쪽 무릎 위에 닿게
끌어올린다.

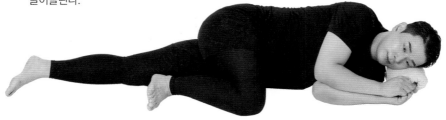

 주의! 고관절이나 무릎에서 소리가 나거나 통증이 없는 범위 내에서 운동한다.

2 뒤꿈치가 너무 뜨지 않게 주의하며 오른쪽 다리 무릎이 천장을
  향하도록 오른쪽 다리를 바깥쪽으로 돌렸다 바로 내린다.
  30초간 연속으로 시행한다. 10초 휴식 후 반대쪽도
  같은 방법으로 시행한다.

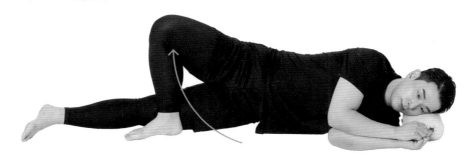

Tip 무릎이 천장까지 쉽게 올라가지 않는다면
     내전근, 엉덩이 근육, 허벅지 앞 근육 등을
     다양하게 스트레칭한 뒤 시도한다.

NG 아랫배의 힘을 풀면 엉덩이 근육이 쓰이지 않아
    몸통이 돌아가거나 허리가 틀어진다.

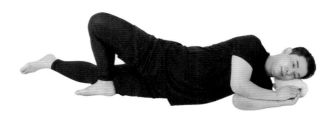

무릎의 주 동작은 관절을 굽히고 펴는 것이다. 무릎을 굽힐 때는 펴는 쪽 근육이, 펼 때는 굽히는 쪽 근육이
정상적으로 이완되면서 늘어나야 한다. 발목 관절, 무릎 근육, 골반을 함께 사용하는 이 운동은
무릎을 지나는 다관절 근육들을 제대로 사용할 수 있게 해준다.

운동 부위   발목, 무릎, 골반으로 이어지는 근육들

효능 및 효과   발목, 무릎, 골반으로 이어지는 근육 이완 및 협응력 향상,
무릎 안정성 증가 및 통증 감소

시간 및 횟수   30초 교대 시행 후 10초 휴식, 2회 1세트

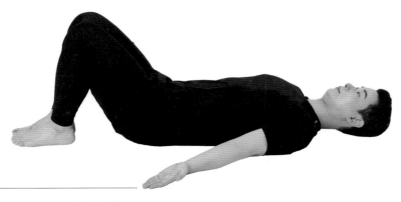

1   똑바로 누워 손바닥이 위를 향하게 팔을
옆으로 뻗고 양쪽 무릎을 90도로 구부린다.

 아랫배에 가볍게 힘을 주어 허리가 뜨거나 허리 통증이 일어나지 않게 실시한다.
무릎에 무리가 가지 않도록 주의하고, 근육통이 생기면 무릎을 마사지한다.

130

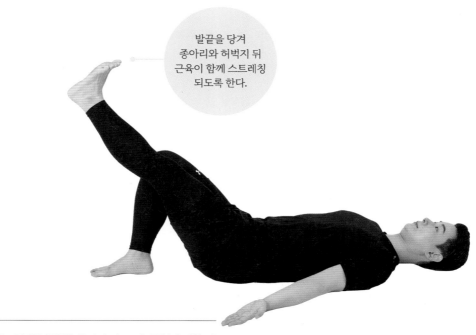

발끝을 당겨
종아리와 허벅지 뒤
근육이 함께 스트레칭
되도록 한다.

2 오른쪽 무릎을 끝까지 펴고 1초 동안 유지한 뒤
   내린다. 반대쪽도 같은 방법으로 양쪽을 번갈아
   가며 30초 동안 시행한다.

 다리 근육이 많이 약하면 쉽게 짧아질 수 있으니,
골반 앞 & 허벅지 앞 스트레칭(p.122 참조)과 함께 시행한다.

다리 옆으로 들기

고관절을 잡아 하체의 균형을 유지해주는 중둔근이 약화되면 다리 바깥쪽 근육과 다리 안쪽 근육이
짧아지며 굳을 수 있다. 이 운동은 중둔근을 사용하여 다리 안쪽 근육을 스트레칭하고,
다리 바깥쪽 근육보다 엉덩이 근육을 먼저 사용하도록 만들어주는 운동이다.

운동 부위 무릎 안쪽과 바깥쪽, 엉덩이 근육
효능 및 효과 무릎 안쪽과 바깥쪽 근육 이완 및 엉덩이 근육과의 협응력 향상, 무릎 안쪽 통증 감소
시간 및 횟수 30초 교대 시행, 2회 1세트

1 왼쪽 옆으로 누워서 왼쪽 다리는 무릎을 구부려
   가슴 쪽으로 당겨 올리고, 오른쪽 다리는
   일자로 편다.

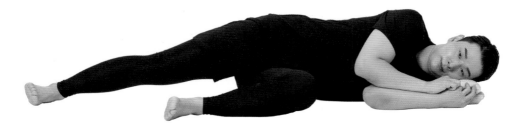

 아랫배에 힘이 빠지면 상체가 휘거나 꺾여 허리에 통증이 발생할 수 있으니 주의한다.
처음 이 운동을 하면 근육통이 올 수 있으니 무리하지 않는다.

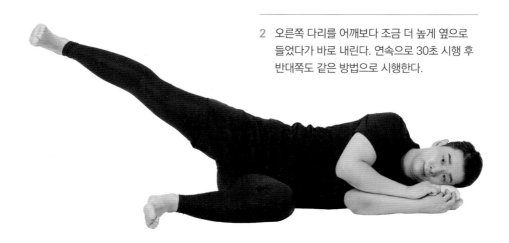

2　오른쪽 다리를 어깨보다 조금 더 높게 옆으로 들었다가 바로 내린다. 연속으로 30초 시행 후 반대쪽도 같은 방법으로 시행한다.

- 드는 다리의 뒤꿈치가 위로 향하게끔 살짝 바깥으로 돌려, 다리 바깥쪽 근육 말고 엉덩이 근육이 자극받도록 한다.
- 처음부터 높이 올리기 보다는 낮은 높이에서 정확한 자세를 취하도록 노력한다.

Daily Program
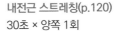

하루 10분
무릎 스트레칭

무릎 통증을 없애는 데 포인트가 되는 운동을 모아
루틴으로 만들었다. 매일 10분씩 꾸준히 따라 하면
통증을 효율적으로 없앨 수 있다.

내전근 스트레칭(p.120)
30초 × 양쪽 1회

● START

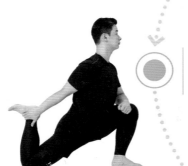

골반 앞 & 허벅지 앞 스트레칭(p.122)
골반 앞 30초 유지 + 허벅지 앞 30초 유지
양쪽 교대 1회 1세트

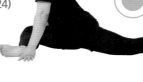

엉덩이 & 골반 앞 스트레칭(p.124)
가능한 범위에서 30초 유지
양쪽 교대 2회 1세트

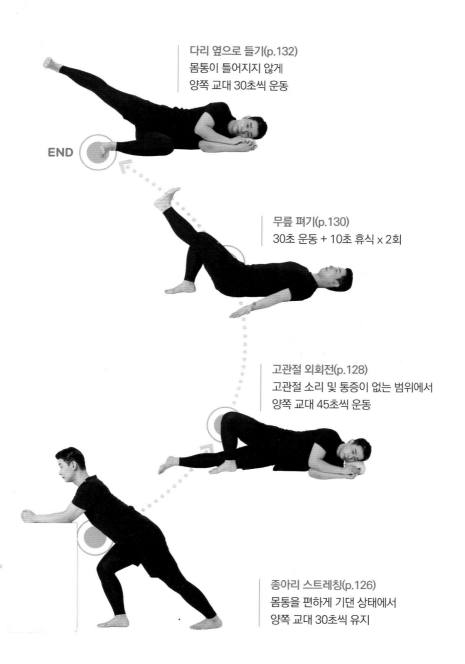

다리 옆으로 들기(p.132)
몸통이 틀어지지 않게
양쪽 교대 30초씩 운동

END

무릎 펴기(p.130)
30초 운동 + 10초 휴식 × 2회

고관절 외회전(p.128)
고관절 소리 및 통증이 없는 범위에서
양쪽 교대 45초씩 운동

종아리 스트레칭(p.126)
몸통을 편하게 기댄 상태에서
양쪽 교대 30초씩 유지

Power Program 브릿지

무릎 강화에는 체중 부하 운동이 효과적이다. 브릿지는 하복부와 엉덩이는 물론,
무릎의 전반적인 근육을 사용하여 무릎과 다른 부위를 함께 움직이는 매우 효과적인 운동이다.

1 똑바로 누워 무릎을 90도로 굽히고
   양발을 골반 너비만큼 벌린다.

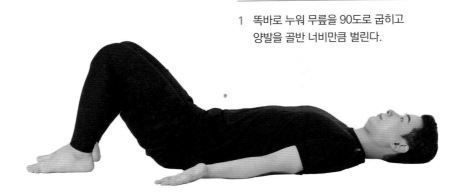

 주의! 허리가 아프지 않도록 주의하여 시행한다. 허벅지 뒤 근육에 쥐가 날 수 있으니
허벅지 뒤 근육 스트레칭(p.90 참조)을 충분히 해두고, 운동 시 무리하지 않는다.

2 아랫배에 가볍게 힘을 주어 허리보다 엉덩이가
  먼저 뜨도록 골반을 든다. 이때 몸이 일자가
  되어야 한다. 다시 허리부터 바닥에 닿도록
  내려 준비 자세로 돌아온다.
  이 동작을 연속하여 30초간 시행한다.

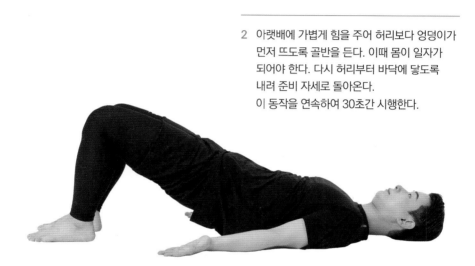

Tip
- 허리가 먼저 뜬다면 복근 운동(p.54 참조)을 미리 시행하여 복근을 사용할 수 있도록 한다.
- 두 다리를 모아서 시행하면 다리 바깥쪽 근육 사용을 줄이고 엉덩이 근육 사용에 더욱 집중할 수 있다.

Power Program 의자 스쿼트

무릎 강화에 가장 좋은 운동은 역시 스쿼트이다. 스쿼트는 하복부, 엉덩이, 허벅지 근육을 조화롭게 사용하며 강한 운동을 할 수 있다는 장점이 있지만, 잘못된 자세를 취하기 십상이라 무릎이 다치는 경우도 많다. 의자를 이용하여 더욱 쉽고 편하게 운동하자.

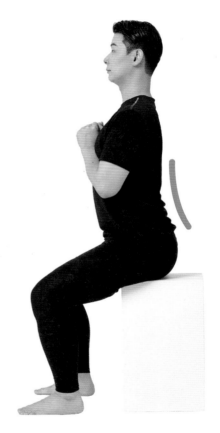

1 의자에 앉아 양손을 주먹 쥐고 가슴 앞에 가볍게
   붙인다. 다리를 어깨 너비로 벌리고, 명치를
   위로 내밀어 자연스러운 척추의 굴곡을 만든다.

 주의! 무릎이 엄지발가락보다 안쪽으로 좁혀지거나 발끝보다 앞으로 나가지 않도록 주의한다.
일어날 때 아랫배와 엉덩이를 사용하여 허리가 긴장되지 않도록 한다.

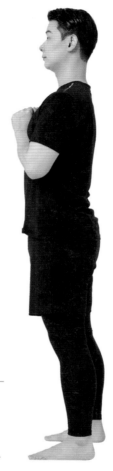

2 아랫배를 가볍게 당기면서 골반을 뒤로 말듯
　 일어섰다가 아랫배의 긴장을 유지하면서
　 엉덩이를 뒤로 빼서 의자에 다시 앉는다.
　 30초간 연속 시행 후 10초 휴식하고 2회 반복한다.

Tip
　 • 미리 복근 운동(p.54 참조)을 해두면 골반이 더 잘 움직인다.
　 • 가슴은 계속 앞을 향한 채로 골반을 움직여 허리의 굴곡을 만들고, 엉덩이와 허벅지 앞 근육이 사용되게끔 한다.

Chapter

10대부터 발병하는
목 통증

우리는 책, 컴퓨터, 휴대폰을 바라보기 위해 매일같이 고개를 숙인다. 원래 목은 머리의 무게를 버티며 시선의 이동에 따라 섬세하게 움직여야 하는데, 자꾸 앞으로 빼거나 아래로 숙이기만 하다 보니 이 자세가 굳어 목 통증을 호소하는 사람이 늘고 있다.

목의 문제는 크게 두 가지로 나뉘는데, 육안으로도 쉽게 확인할 수 있다. 거북목이거나 일자목이기 때문이다.

거북목은 주로 정면을 보고 팔을 쓰는 사람들, 특히 사무직 종사자에게 주로 발견된다. 자꾸 고개를 앞으로 빼다 보니 머리가 어깨선보다 앞으로 빠진 것이다. 목의 아랫부분 굴곡이 사라지고 위쪽의 일부분에서만 굴곡이 나오는 것이 특징이다. 거북목이 되면 목이 머리 무게를 지탱할 때 더 많은 힘을 내야 한다. 시소의 중앙보다 끝에 앉을 때 더 무거운 것처럼, 앞으로 빠진 머리는 제 위치에 있는 머리보다 더 무겁게 느껴지기 때문이다. 무거워진 머리를 목이 무리하게 버티려다가 어깨 근육이 늘어나고 목 뒤 근육이 짧아지며 강한 스트레스가 발생해 통증이 생긴다.

일자목의 형태는 조금 다르다. 거북목이 앞을 보다가 문제가 생긴 거라면, 일자목은 아래를 보다가 문제가 생긴 것이다. 주로 휴대폰을 오래 들여다보는 사람이나 책을 보면서 오랜 기간 공부하는 학생에게 나타난다. 고개를 숙인 채로 장시간 있으면 목 앞 근육이 짧아지면서 자연스러운 C자 굴곡이 사라진다. 심한 경우에는 굴곡이 반대, 즉 역 C자로 생기기도 한다. 목의 C자 굴곡은 스프링처럼 머리의 무게를 완충하며 목과 어깨의 부담을 줄여주게끔 설계되어 있다. 그런데 이 굴곡이 사라지면 머리의 무게가 목과 어깨 근육으로 고스란히 떨어져 큰 스트레스를 준다. 또한 굴곡이 사라져 머리가 앞쪽으로 쏠리면 무거워진 머리 무게를 목의 뒤쪽이 오롯이 지탱하게 되는데, 이 현상이 지속되면 추간판이 돌출되어 결국 목 디스크(추간판 탈출증)로 진행되기도 한다.

목의 가장 큰 기능은 어깨 근육과 함께 머리의 무게를 지지하는 것이다. 거북목이나 일자목 환자들을 살펴보면 목과 함께 어깨 근육이 단단히 굳거나 약해진 사람들이 많다. 목을 나무의 기둥이라 생각해보자. 이 기둥은 어깨라는 뿌리 위에서 안전하게 버텨주어야 한다. 흔들의자처럼 흔들리는 뿌리 위에선 기둥은 얼마나 불안하고 힘이 들겠는가. 목과 함께 어깨를 제대로 사용해야 머리의 무게를 편안하고 안정적으로 버틸 수 있다.

다양한 스트레칭과 운동으로 목과 어깨의 협응력을 높이고 정상적인 목 굴곡을 만들어보자.

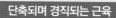

견갑거근

소능형근

승모근

대능형근

목 앞 근육

143

셀프 테스트

① 목 돌리기 검사
목 통증, 움직임 제한, 손 저림, 소리

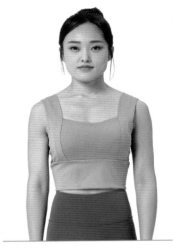

1 명치를 앞으로 가볍게 내밀면서 정수리가 위로 올라가도록 상체를 바르게 세운다.

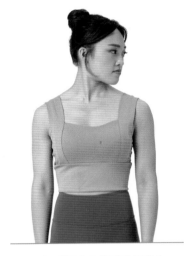

2 고개를 왼쪽으로 끝까지 돌린다. 준비 자세로 돌아온 다음 고개를 오른쪽으로도 끝까지 돌린다. 좌우로 2회씩 검사한다.

 CHECK!

☐ 목 부분에 통증이 있다.

☐ 대각선 뒤가 보이지 않는다.

☐ 손이 저리다.

☐ 움직일 때마다 목에서 소리가 난다.

▶ 하나라도 해당된다면 목에 문제가 발생했거나 발생할 확률이 높다.

② 어깨와 목 협응력 검사

목 통증, 손 저림, 어깨 통증

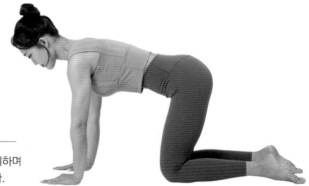

1 어깨가 처지지 않게 주의하며
  네발 기기 자세를 취한다.

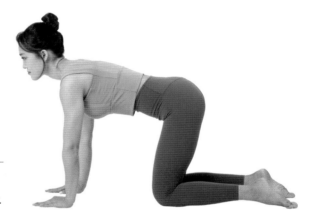

2 고개를 앞으로 들고
  1분 정도 자세를 유지한다.

CHECK!

☐ 목 부분에 통증이 있다.

☐ 손이 저리다.

☐ 어깨가 아프다.

▶ 하나라도 해당된다면 어깨와 목의 근력, 협응력 부족으로 목에 문제가 발생했거나,
  발생할 확률이 높다.

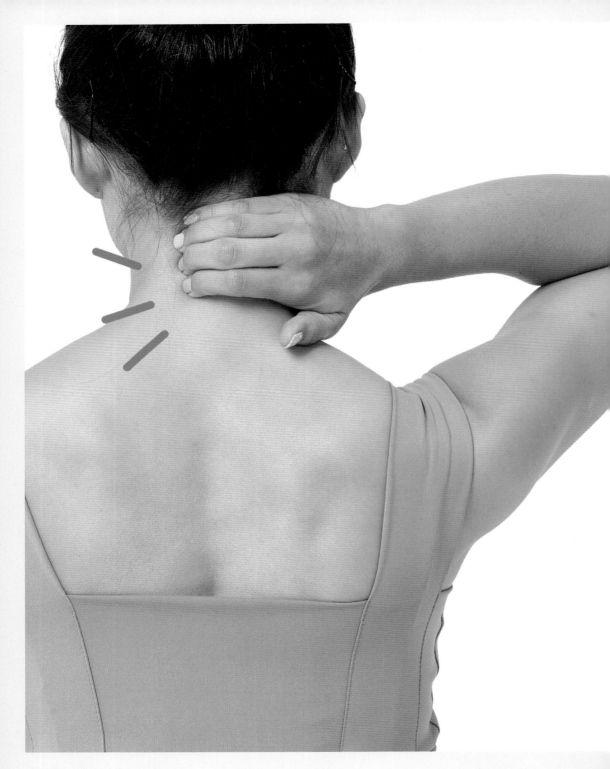

?!

목 통증,
궁금해요!

**손이 저리는데
목 디스크일까요?**

손 저림의 원인은 여러 가지입니다. 대표적인 예로 흉곽출구증후군을 들수 있는데요. 이는 경직되고 짧아진 목과 어깨 주위 근육이 손으로 가는 신경을 압박해 손 저림을 유발하는 질병입니다. 목과 어깨 주위 근육을 이완하고 길이를 늘이면 신경 눌림이 해소되어 좋아지는 경우가 많습니다. 손이 저리다고 무조건 목 디스크를 의심하지 말고, 원인이 무엇인지 병원에서 확실한 진단을 받은 뒤 목 운동과 어깨 운동을 병행하는 것이 좋습니다.

**목에 담이 결렸어요.
스트레칭으로
풀 수 있을까요?**

날씨가 춥거나 스트레스를 많이 받은 날, 혹은 잘못된 자세로 잠을 잔 날, 목에 담이 결리는 경우가 있습니다. 담이 결렸다는 건 근육이 매우 경직된 상태이므로, 억지로 운동하면 근육의 보호 기전에 의해 오히려 통증이 더 심해질 수 있습니다. 이럴 때는 핫팩 또는 반신욕으로 몸을 따뜻하게 만든 뒤 움직일 수 있는 범위 내에서 편안히 호흡하며 가볍게 운동하세요. 운동을 하더라도 다음 날 다시 경직되며 뻣뻣해지긴 할 거예요. 하지만 전날 아침보다는 나을 것이고 그 다음 날 아침은 더 좋아질 겁니다. 자는 동안 근육이 다시 경직되니 아침에 다시 아프다고 실망하지 마세요!

Ready 근육 이완 마사지

 목 앞과 옆 마사지

너무 많이 굳은 목 앞 근육은 목을 스트레칭하거나
운동할 때 경동맥 및 기도를 압박할 수 있다.
운동 전에 미리 목 앞과 옆 근육을 마사지해 이완해둔다.

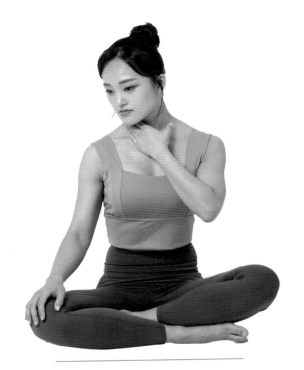

1 고개에 힘을 빼고 오른쪽 아래로 숙인 뒤
  왼손을 오른쪽 목 주위에 댄다.

 주의! 쇄골 위 부위에는 팔로 내려가는 신경이 있으니,
손이 심하게 저리지 않도록 주의하며 마사지한다.

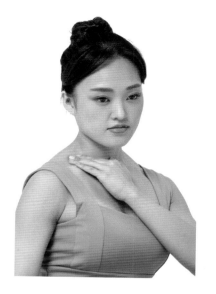

2   왼손으로 목의 오른쪽 흉쇄유돌근과 주위 근육,
    쇄골 위쪽의 근육을 쥐었다 놓거나 가볍게 압박하며
    마사지한다. 한쪽에 30초에서 1분 정도 전체적으로 마사지한다.
    양쪽을 번갈아 시행한다.

 평소 두통이 있다면 마사지를 통해
두통이 많이 해소될 수 있다.

표시된 부위를
전반적으로 가볍게
마사지한다.

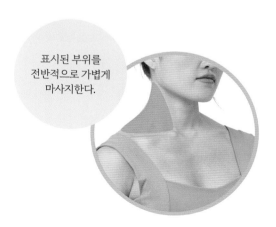

② 목 뒤 마사지

목 통증은 목의 뒤쪽과 옆쪽에서 가장 많이 발생한다. 이 부분을 풀지 않고
그대로 운동하면 움직일 때마다 아플 수 있으니 마사지로 미리 풀어둔다.

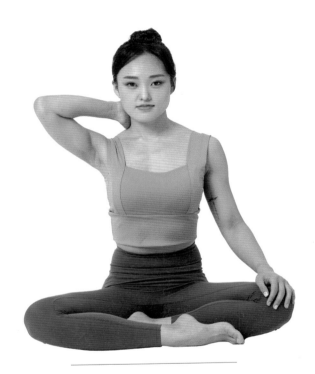

1   목에 힘을 빼고 오른손을 목 뒤로
    넘겨 왼쪽 목 뒤를 잡는다.

 갑작스런 강한 자극은 두통을 유발할 수 있으니 평소에 가볍게 자주 마사지하는 게 좋다.

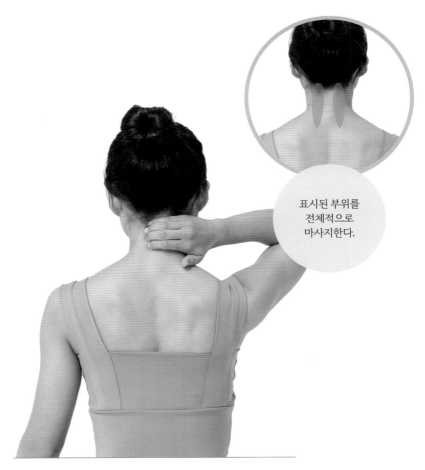

표시된 부위를
전체적으로
마사지한다.

2 엄지를 제외한 네 손가락을 이용하여 세로로
   늘어선 목 근육들을 가로로 압박하며 마사지한다.
   목의 대각선 뒤와 옆을 30초에서 1분 정도 전체적으로 마사지
   한다. 양쪽을 번갈아 시행한다.

Tip 고개를 살짝 들어 목 뒤 근육을 이완시키면 더욱 쉽게 할 수 있다.

3 뒤통수 아래 마사지

목의 굴곡 운동을 할 때 뒤통수와 목을 연결해주는
후두 하근 및 목 뒤쪽 근육이 굳어 있으면 근육통을 유발할 수 있다.
운동 전 이 부분을 미리 마사지하여 두통 및 목 통증을 예방한다.

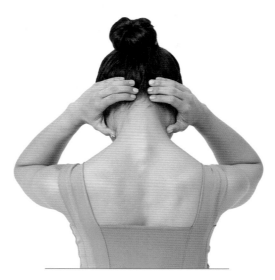

1 목에 힘을 빼고 고개를 숙인 뒤
   엄지를 제외한 양손의 네 손가락으로
   뒤통수와 목이 연결된 부위를 압박하며
   좌우로 마사지한다.

 고개를 숙일 때 손이 저리다면 동작을 시행하지 않는다.

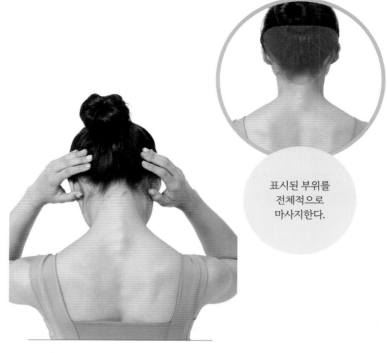

표시된 부위를
전체적으로
마사지한다.

2 뒤통수와 뒷목의 윗부분까지
  전체적으로 마사지한다.

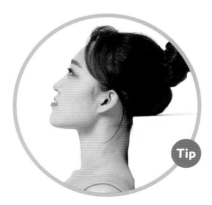

Tip

너무 굳어 있어 마사지가 잘 안 될 경우,
침대나 욕조 등의 일자 모서리 부위에
뒤통수 아래를 걸치고 머리를 좌우로 움직이면
편하게 마사지할 수 있다.

STEP 1 ▶ 목 앞 스트레칭

현대인은 목 앞 근육이 많이 짧아져 있다. 목 앞 근육은 복근과 함께 신체 앞면에서 몸을 일으키고
굽히는 역할을 담당하는 중요한 근육이지만, 짧아지면 일자목을 만드는 최악의 근육으로 바뀌어버린다.
목 앞을 스트레칭하여 목이 정상 굴곡을 유지하도록 돕자.

운동 부위	목 앞 근육
효능 및 효과	짧아진 목 앞 근육 길이 증진 및 이완, 목 앞뒤 통증 감소, 목의 굴곡 증진 및 일자목 해결
시간 및 횟수	10~15초 시행 후 5초 휴식, 3회 1세트

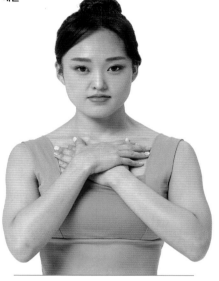

1　명치를 앞으로 가볍게 내밀어 상체를
　　바로 세우고 흉골 위에 양손을 포갠다.

너무 강한 스트레칭은 기도를 압박할 수 있으니 주의한다.
손 저림 등이 발생하지 않는 범위 내에서 운동한다.

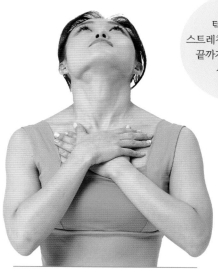

턱을 벌리면
스트레칭이 되지 않으니
끝까지 입을 다물고
시행한다.

2   양손으로 근막을 살포시 누르며 아래로
    당기고, 입을 다문 채로 고개를 들어
    목 앞의 당겨지는 느낌을 받는다.
    10~15초 동안 유지 후 고개를 내린다.

• 준비 자세에서 고개를 살짝 숙인 상태로
  근막을 잡으면 운동할 때 당기는 느낌이
  더욱 크게 든다.
• 당기는 느낌이 없다면 건너뛰고,
  다른 운동 도중 중간중간 시행해도 좋다.
• 체중을 살짝 앞으로 이동하며 목 앞쪽을
  스트레칭하면 몸통이 더욱 강하게
  잡아주어 큰 자극을 받을 수 있다. ⓔ

STEP 1 ▶ 목 대각선 스트레칭

목 옆 근육들이 짧아지면 혈관 및 신경을 압박하며 목의 움직임을 제한한다.
이 부분의 스트레스가 지속되면 목 디스크 및 통증을 일으킬 수 있으니, 평소 자주 스트레칭해둔다.

운동 부위	목 대각선 앞 근육
효능 및 효과	짧아진 목 대각선 앞 근육 길이 증진 및 이완, 목의 전체적 가동성 증진 및 통증 감소
시간 및 횟수	10~15초 시행, 양방향 교대로 각 3회 1세트

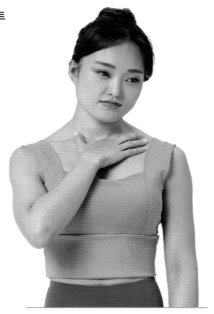

1   명치를 앞으로 가볍게 내밀고 몸을
    바로 세운 뒤 고개를 왼쪽으로 숙이고
    왼쪽 쇄골 위에 오른손을 올린다.

엄지손가락으로 목을 누르지 않도록 주의한다.
손 저림이 발생하지 않는 범위 내에서 운동한다.

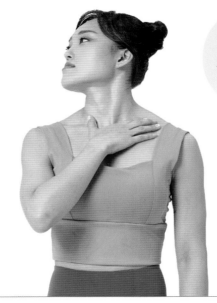

고개를
옆으로 뻗고 돌리면
강한 자극을 받을 수
있다.

2 오른손으로 근막을 살포시 누른 다음 입을 다문 채로
   고개를 오른쪽 위로 들어 목의 왼쪽 앞 근육이 당겨지는
   감각을 느낀다. 10~15초 시행 후 준비 자세로 돌아와
   반대쪽도 같은 방법으로 시행한다.

STEP 1 ▶ 견갑거근 스트레칭

승모근이 약해지면 대신 견갑거근이 많이 사용된다. 견갑거근은 승모근과 함께 머리를 지탱해주고
어깨를 올리는 역할을 하는 근육인데, 이 근육이 짧아지면 어깨 끝을 밑으로 쳐지게 만들고 목의 긴장을 높여
통증을 유발한다. 짧아진 견갑거근은 어깨뼈와 목의 움직임을 방해하므로 스트레칭으로 이 근육을 풀어야 한다.

운동 부위	견갑거근
효능 및 효과	짧아진 견갑거근 길이 증진 및 이완, 뒷목 및 어깨 통증 감소, 견갑골 가동성 증진
시간 및 횟수	10~15초 시행, 양방향 각 3회 1세트

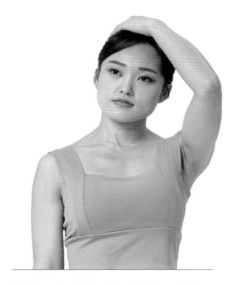

1 고개를 오른쪽으로 45도 돌린 상태에서
   왼손을 들어 올려 오른쪽 뒤통수를 잡는다.

  목 근육은 약하니 너무 센 강도로 오래 스트레칭하여 손상을 입히지 않도록 한다.

158

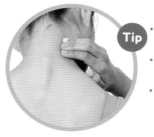

Tip

- 시선을 오른쪽과 왼쪽에 둘 때 각기 늘어나는 근육이 다르니 둘 다 시행하는 게 좋다.
- 근육이 너무 뻣뻣할 경우 남은 손으로 마사지하면서 시행하면 더욱 좋다.
- 늘어나는 목 근육 쪽으로 체중을 이동하면 더욱 강한 자극을 받을 수 있다. **E**

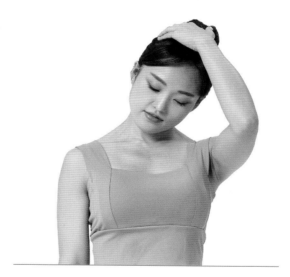

2 오른쪽을 바라본 채 머리를 왼쪽 아래로 당긴다.
목의 오른쪽 대각선 뒷부분에 당기는 느낌이 들도록 한다.
10~15초 시행 후 준비 자세로 돌아와 반대쪽도
같은 방법으로 시행한다.

▶ **어깨 뒤로 모으기**

목 통증은 주로 근육 스트레스가 강하게 쌓이는 목의 뒤쪽에서
생기는 경우가 많다. 이 운동은 어깨와 목이 연결되는
뒷부분의 근육을 수축 및 이완하며 혈액 순환을 활성화해
노폐물 및 통증 요소를 없애는 운동이다. 잠깐의 시행으로
목 통증을 응급 처치할 수 있으니 꼭 기억해두자.

운동 부위	어깨와 뒷목 사이의 근육
효능 및 효과	어깨와 뒷목 사이 근육의 이완, 목, 등, 어깨 통증 감소
시간 및 횟수	10초 시행 후 5초 휴식, 3회 1세트

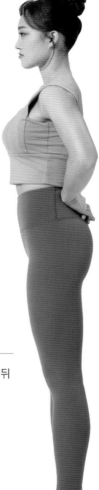

가능하면 손을 뒤로
깍지 낀 다음 시행한다.

1   편하게 서서 어깨와 목을 이완한 뒤
    가볍게 뒷짐을 진다.

 뻐근한 느낌이 아닌, 통증이나 손 저림 등의
문제가 발생하지 않는 범위 내에서 시행한다.

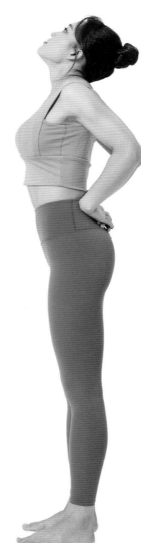

2 어깨를 위로 으쓱하고 들면서 목을 뒤로 젖히고
　목과 어깨 사이 부분을 강하게 조인다.
　조여지는 감각을 느끼며 10초 동안 유지 한 다음
　준비 자세로 돌아온다. 5초 휴식 후 다시 시행한다.

Tip　젖은 수건을 짜듯이 어깨와 목 뒤쪽을 조인 다음,
　　이 부분에 혈액이 다시 흐르도록 휴식 시간을
　　충분히 둔다.

어깨 돌리기

목에는 어깨의 앞, 옆, 뒤 근육들이 전체적으로 붙어 있으므로,
어느 한곳만 운동하기보다 전체적으로 부드럽게 움직이도록 해야 한다.
어깨 돌리기는 어깨와 목의 협응력을 높이며 통증을 가라앉히고
예방하는 운동이다.

운동 부위 어깨와 목 사이의 근육
효능 및 효과 어깨와 목 사이 근육의 이완 및 협응력 증진,
목의 가동성 증진 및 통증 감소
시간 및 횟수 20초 시행 후 반대 방향 20초, 10초 휴식, 2회 1세트

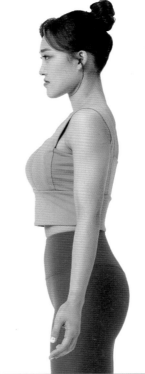

1 편하게 서서 팔을 자연스럽게 내리고
손바닥이 앞을 향하도록 한다.

  어깨가 너무 약할 경우 운동 후 목에 근육통이 크게 올 수 있다. 운동 후 무리가 가지 않도록
주의하며 적당히 운동한다.

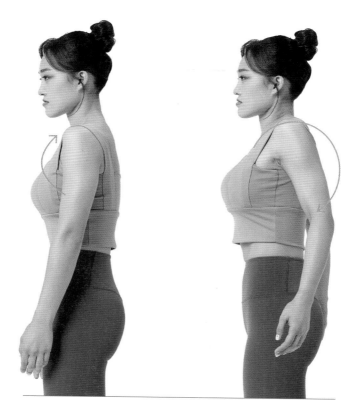

2 어깨를 앞, 위, 뒤, 아래 순서로 둥글게 돌린다.
20초 동안 연속으로 시행한 뒤 반대 방향도 같은 방법으로 시행한다.

 처음부터 원을 크게 그리기는 어려우니 부분 동작부터 따라 한다.
앞 → 위 → 뒤 → 아래를 사각형으로 그리더라도
끝까지 움직이는 것에 신경 쓰며 시행한다.

STEP 2 ▶ 네발 기기 고개 들기

목뼈는 앞쪽으로 C자 커브를 그리는 것이 특징이다. 이 커브를 유지하려면 목의 앞쪽 근육은 부드럽게 늘어나야 하고, 뒤쪽 근육은 잘 수축되어야 한다. 이 운동은 목의 뒤쪽 근육을 사용하면서 앞쪽 근육을 자연스럽게 이완해준다. 우리가 아기였을 때 목의 굴곡을 처음 만들어준 친숙한 운동이기도 하다.

운동 부위   목의 앞뒤 근육 및 어깨 근육
효능 및 효과   목과 어깨 근육의 이완 및 협응력 증진, 목 굴곡 증진 및 통증 감소, 어깨 안정성 증진 및 목 긴장 이완
시간 및 횟수   30초 시행 후 10초 휴식, 2회 1세트

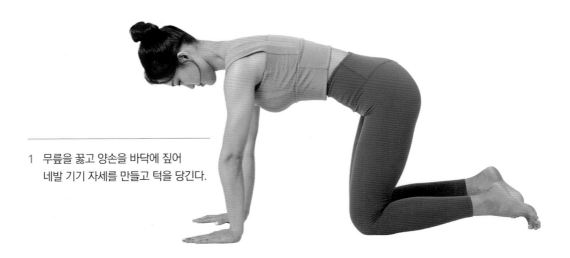

1   무릎을 꿇고 양손을 바닥에 짚어
    네발 기기 자세를 만들고 턱을 당긴다.

Tip   처음에 턱을 당기며 시작하여 목 아랫부분 근육을 사용하고,
고개를 끝까지 젖히며 목의 윗부분 근육을 사용한다.
목의 아랫부분과 윗부분 근육을 골고루 사용하는 것이 포인트.

주의!   처음 운동할 때는 목 뒤쪽에 근육통이 올 수 있으니 무리하지 말고 목 뒤 마사지(p.150 참조)를
병행해가며 시행한다.

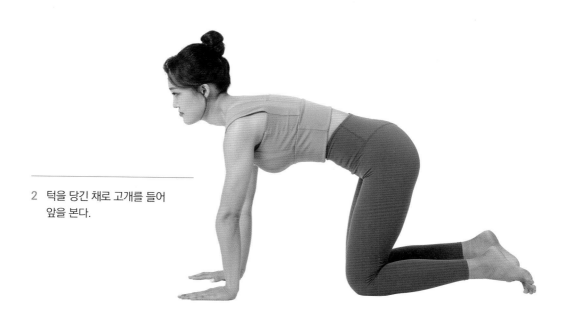

2 턱을 당긴 채로 고개를 들어
앞을 본다.

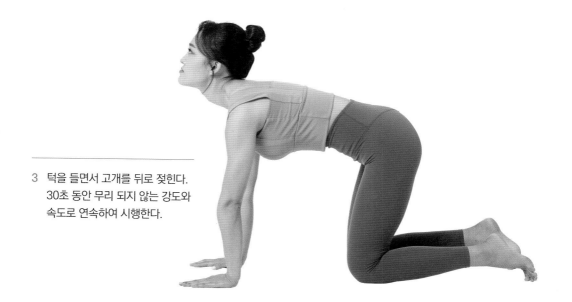

3 턱을 들면서 고개를 뒤로 젖힌다.
30초 동안 무리 되지 않는 강도와
속도로 연속하여 시행한다.

Daily Program

하루 10분
목 스트레칭

목 통증을 없애는 데 포인트가 되는 운동을 모아
루틴으로 만들었다. 매일 10분씩 꾸준히 따라 하면
통증을 효율적으로 없앨 수 있다.

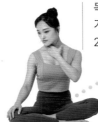

목 앞과 옆 마사지 (p.148)
가벼운 강도로
20초 × 양쪽 교대 2회

● START

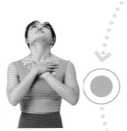

목 앞 스트레칭 (p.154)
15초 유지 + 5초 휴식 × 3회

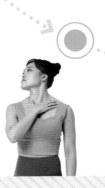

목 대각선 스트레칭 (p.156)
15초 × 양쪽 교대 3회

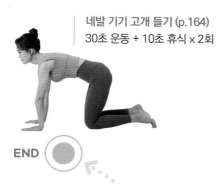

네발 기기 고개 들기 (p.164)
30초 운동 + 10초 휴식 x 2회

END

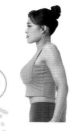

어깨 돌리기 (p.162)
20초 운동 + 10초 휴식 +
반대 방향 20초 운동 + 10초 휴식
x 2회

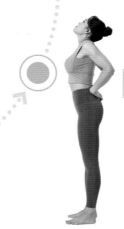

어깨 뒤로 모으기 (p.160)
10초 유지 + 5초 휴식 x 3회

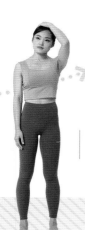
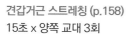

견갑거근 스트레칭 (p.158)
15초 x 양쪽 교대 3회

Power Program
네발 기기 고개 돌리기

목을 편안하게 좌우로 움직이려면 어깨가 단단한 뿌리가 되어 목을 지탱해줘야 한다.
어깨에 체중이 걸린 상태에서 좌우로 움직이며 어깨와 목의 협응력을 높이자.

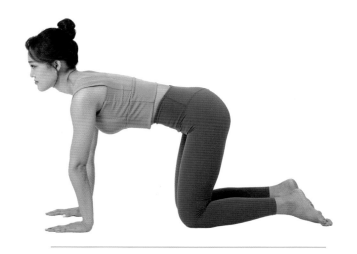

1   무릎을 꿇고 양손을 바닥에 짚어 네발 기기 자세를 만든다.
    이때 시선은 정면을 향한다.

 목 디스크가 있을 경우 신경이 눌려 손이 저리거나 통증이 생길 수 있다. 이상 반응이 없는 범
위 내에서 주의하며 운동한다.

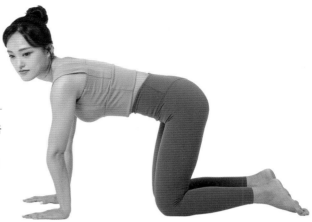

2 최대한 왼쪽으로 천천히 고개를 돌린 다음
그대로 오른쪽으로도 고개를 돌린다.
좌우 교대로 30초 운동 후 10초 휴식하고
3회 반복한다.

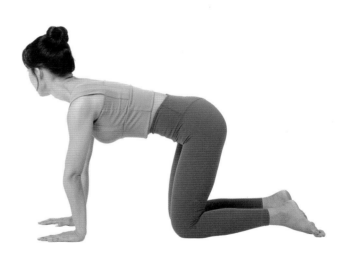

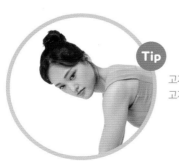

Tip

고개를 들어 정면을 보기 어려울 경우,
고개를 조금 숙여서 시작하여 점진적으로 고개를 든다.

Power Program
곰 자세 걷기

곰 자세 걷기를 하면 목의 굴곡이 살아나는 동시에 전신의 근력이 폭발적으로 발휘된다.
목의 굴곡을 유지하며 어깨를 강하게 사용하는 곰 자세 걷기로
목의 움직임을 정상화하고 어깨 근육을 강화하자.

---

1 무릎을 살짝 굽히고 양 손바닥으로
   바닥을 짚어 곰 자세를 만든 다음
   고개를 들어 앞을 바라본다.

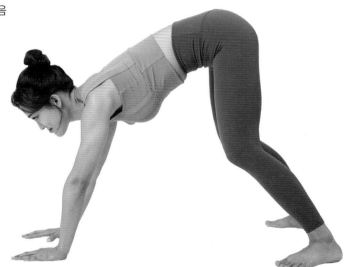

주의! 처음 하면 어깨와 목에 근육통이 심하게 올 수 있으니 무리하지 말고 조금씩 시행한다.
손목에 통증이 온다면 Chapter 5 손목 & 팔꿈치 통증 스트레칭을 한 다음 시행한다.

2　곰이 기듯 손과 발을 교대로 움직이며 앞뒤로 이동한다.
　　30초 운동 후 10초 휴식하고 3회 반복한다.

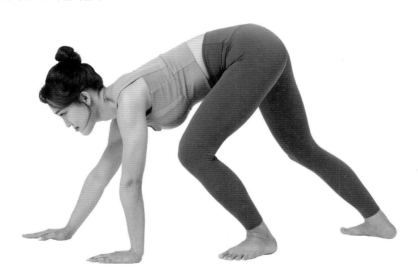

Tip　운동하기 전 Chapter 1 등 & 어깨 통증 스트레칭을
　　충분히 한 다음 시행하면 더욱 수월하게 할 수 있다.

Chapter 5

직장인의 고질병,
손목 & 팔꿈치
통증

학창시절부터 공부로 많이 혹사되는 손목과 팔꿈치는, 졸업 후 업무 및 집안일 같은 일상생활을 하면서 더욱 스트레스를 받는다. 과거에도 인류는 줄곧 손을 사용했으니 당연히 손목과 팔꿈치가 아팠을 것이다. 그러나 요즘은 상황이 조금 달라졌다. 지금은 연령을 불문하고 손목과 팔꿈치 통증을 호소하는 사람이 늘고 있다. 심지어는 수술까지 감행하는 환자도 많다. 현대인의 손목, 팔꿈치 통증은 아마도 데스크톱에서 노트북으로, 노트북에서 스마트폰으로, 스마트폰에서 태블릿PC로 빠르게 발달하는 전자기기 때문일 것이다.

손가락과 팔꿈치 주위 근육은 언제 가장 많이 사용될까? 무거운 물건을 들거나 체중을 지탱하는 운동을 할 때라고 생각하겠지만, 의외로 그렇지 않다. 우리의 손목과 팔꿈치는 아주 작은 힘으로 소소하게 움직일 때 더 많은 근육을 사용한다. 휴대폰 조작, 마우스 클릭, 설거지, 필기처럼 섬세한 조작을 할 때, 직접적으로 사용되는 근육과 이를 조절하는 반대 근육이 동시에 움직이며 서로에게 큰 스트레스를 준다. 만약 이 움직임이 반복되면 어떻게 될까? 적은 자극으로 연속된 스트레스를 받은 근육은 결국 손상이 가고 짧아져버린다. 그리고 손가락 근육과 팔 근육이 짧아지면, 근육이 지나다니는 좁은 통로인 손목과 근육의 시작 부위인 팔꿈치에 통증이 생기기 시작한다.

여기서 중요한 사실이 한 가지 더 있다. 손상된 손과 팔의 근육을 회복할 때 가장 중요한 것이 혈액 순환이라는 점이다. 그런데 혈액 순환을 방해하는 곳이 있다. 바로 겨드랑이다. 심장에서 팔과 손으로 혈액이 흐르려면 중간에 겨드랑이를 지나야 한다. 그런데 가슴 근육과 팔 근육이 짧아진 채로 굳으면, 혈관이 지나가는 통로를 압박하여 혈액 순환을 방해해버린다.

정리해보자. 손목과 팔꿈치 통증 해결에 가장 중요한 사항은 두 가지이다. 과도하게 짧아지고 굳어버린 손목과 팔꿈치, 손가락 근육의 이완 및 스트레칭, 그리고 혈액 순환을 방해하는 겨드랑이를 부드럽게 만드는 위쪽 팔과 가슴 근육의 이완 및 스트레칭이다.

그리고 여유가 된다면 이 근육들을 안전하게 사용하게끔 도와줄 어깨 근육에도 관심을 기울였으면 한다. 어깨 근육까지 관리하면 손목과 팔꿈치 통증을 잡는 것은 물론이고 재발까지 막을 수 있다.

우리가 인간으로 태어난 이상, 손을 안 쓰고 살아갈 수는 없다. 우리는 매일, 매순간 손으로 물건을 잡고, 버튼을 누르고, 몸을 지탱하며 살아간다. 손의 사용을 줄일 수 없다면 손의 회복을 방해하고 스트레스를 주는 요소를 없애는 방향으로 나아가야 한다.

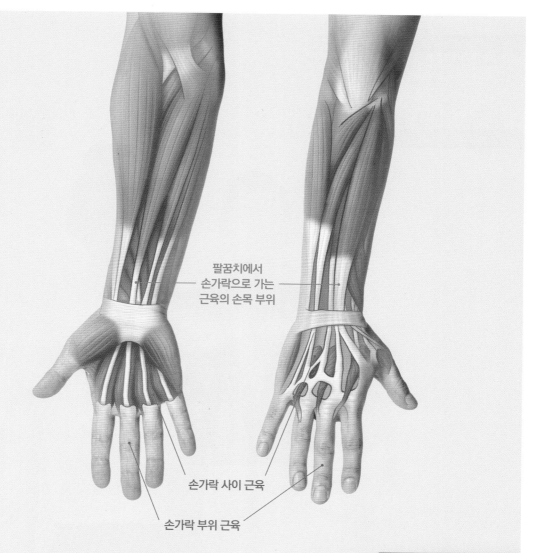

팔꿈치에서
손가락으로 가는
근육의 손목 부위

손가락 사이 근육

손가락 부위 근육

단축되며 경직되는 근육

• 손가락 사이 근육
• 손가락 부위 근육

늘어나며 경직되는 근육

• 팔꿈치에서 손가락으로
  가는 근육의 손목 부위

셀프 테스트

① 손목 꺾기 검사
손목 통증, 저림

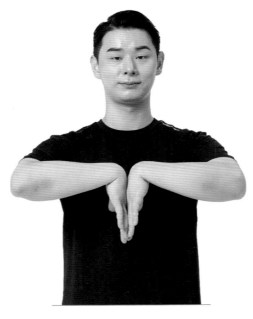

1   양 손등이 마주 닿게 하고
10~15초간 자세를 유지한다.

 CHECK!

☐   손목에 통증이 있다.

☐   손에 저림이 나타난다.

▶   하나라도 해당된다면 손목에 문제가 발생했거나 발생할 확률이 높다.

② 손목 짚기 검사
손목 통증, 저림

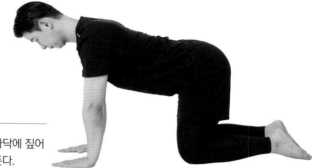

1 무릎을 꿇고 양손을 바닥에 짚어
  네발 기기 자세를 만든다.

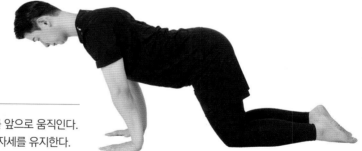

2 손발을 고정한 상태에서 상체를 앞으로 움직인다.
  손목이 꺾인 상태에서 10초간 자세를 유지한다.

CHECK!

☐ 손목 부분에 통증이 있다.
☐ 손에 저림이 나타난다.

▶ 하나라도 해당된다면 손목에 문제가 발생했거나 발생할 확률이 높다.

③ 팔꿈치 통증 검사
팔꿈치 통증

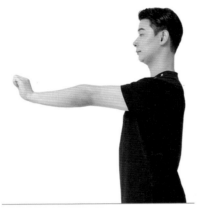

1 팔꿈치를 펴고 주먹 쥔 손을 손등 쪽으로
   꺾는다.

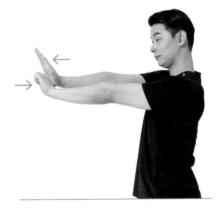

2 반대 손으로 손등을 밀면서 서로의 힘을
   버티며 10초간 자세를 유지한다.

CHECK!

☐ 팔꿈치 부분에 통증이 있다.

☐ 손등을 꺾는 힘이 약하다.

▶ 하나라도 해당된다면 팔꿈치에 문제가 발생했거나 발생할 확률이 높다.

?!
손목 & 팔꿈치 통증,
궁금해요!

**평소 손목 아대,
팔꿈치 아대를
사용하는 게 좋을까요?**

근육 및 힘줄을 감싸 안정감을 주는 아대는 운동 시 착용하면 도움이 됩니다. 하지만 일상생활 중에도 아대를 계속 착용하는 것은 바람직하지 않습니다. 아대의 압박감이 근육을 계속 이완시켜 오히려 근육이 약해지고, 나중에는 아대 없이는 통증이 심해질 수 있습니다. 평상시는 물론 특히 취침할 때는 아대를 착용하지 않도록 하세요.

**테니스 엘보,
골프 엘보가
같이 올 수도 있나요?**

흔히 테니스 엘보는 팔꿈치 바깥쪽, 골프 엘보는 팔꿈치 안쪽에 통증이 발생합니다. 그런데 팔꿈치의 안쪽과 바깥쪽, 손목의 앞과 뒤가 동시에 아픈 경우가 있습니다. 이는 자연스러운 현상입니다. 손가락을 굽히는 근육이 짧아지면 펴는 근육이 스트레스를 받고, 펴는 근육이 경직되면 굽히는 근육이 스트레스를 받는 것은 당연한 이치이기 때문입니다. 안쪽과 바깥쪽이 동시에 아프든 한쪽만 아프든, 운동은 양쪽 모두 시행해야 추후 재발하지 않는다는 걸 명심해두세요.

Ready 근육 이완 마사지

1 아래팔 안쪽 마사지

팔꿈치와 손목 통증의 핵심 근육은 아래팔 안쪽 근육이다. 팔꿈치 안쪽에서 손끝까지 여러 관절을 지나며 연결된 이 근육은, 손가락을 구부리거나 손을 사용할 때 항상 쓰이는 근육이다. 이 근육이 과도하게 사용되어 경직되면 위쪽으로는 팔꿈치, 아래쪽으로는 손목 부위에 염증 및 통증이 발생한다. 팔꿈치와 손목 통증은 아래팔 마사지만으로도 절반 이상 해소할 수 있으니 생각날 때마다 마사지하자.

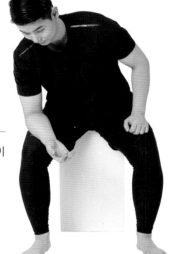

1 오른쪽 허벅지 위에 손바닥이 보이도록 오른팔을 올린다.

 처음부터 너무 강한 자극을 주지 않도록 주의한다.
강한 자극을 가하면 멍이 들면서 일시적으로 부을 수 있는데,
이럴 때는 얼음찜질을 한 뒤 부기나 멍이 가라앉을 때까지 자극하지 않는다.

2 왼팔 팔꿈치의 날을 이용해 팔 안쪽을 체중으로 가볍게 누르며 30초에서 1분 정도 전체적으로 마사지한다. 양쪽을 번갈아가며 시행한다.

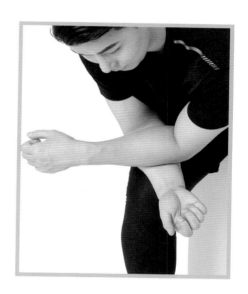

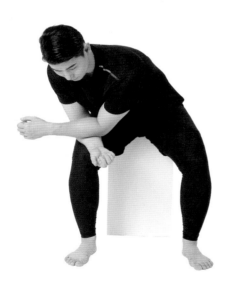

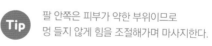 팔 안쪽은 피부가 약한 부위이므로 멍 들지 않게 힘을 조절해가며 마사지한다.

② 아래팔 바깥쪽 마사지

아래팔 바깥쪽 근육은 손가락을 펼 때 사용하는 근육으로, 테니스 엘보 및 손등쪽 통증의 주원인으로 꼽힌다. 키보드 타이핑 등의 섬세한 손동작이나 테니스처럼 강하게 무언가를 잡는 운동을 할 때 지속적으로 스트레스를 받으면 팔꿈치 바깥쪽 부위에 염증이 생긴다. 평소 자주 마사지하여 이완해둔다.

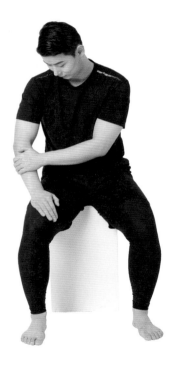

1   왼손으로 오른팔을 가볍게 잡는다.

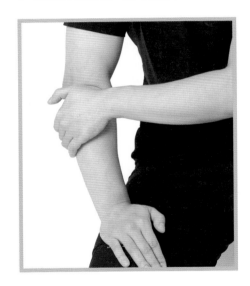

주의! 테니스 엘보가 있을 경우 팔꿈치 가까이의 아픈 부분을 자극을 자극하면 염증이 더 커질 수 있다. 아픈 부분을 제외한 주위를 살살 마사지한다.

2 오른손의 엄지 두덩을 이용하여 손등에서 팔꿈치 바깥쪽으로 이어진 근육을 가볍게
   누르며 30초에서 1분 정도 전체적으로 마사지한다. 양쪽을 번갈아가며 시행한다.

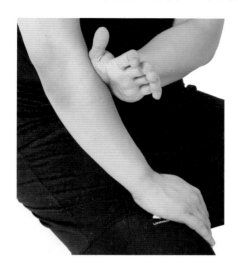 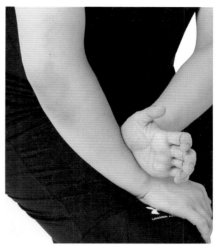

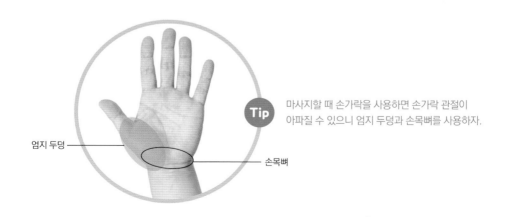

엄지 두덩

손목뼈

Tip 마사지할 때 손가락을 사용하면 손가락 관절이
       아파질 수 있으니 엄지 두덩과 손목뼈를 사용하자.

3 상완이두근 마사지

상완이두근이 짧아진 채 굳으면 팔의 혈액 순환을 방해할 수 있다. 또한 팔꿈치 주위 근육을 긴장하게 만들어 통증을 일으키기도 한다. 상완이두근에 문제가 생기면 위로는 가슴 및 삼각근, 뒤로는 상완 삼두근, 아래로는 아래팔 근육의 문제까지 덩달아 일으킬 수 있으니, 마사지로 미리 이완해두자.

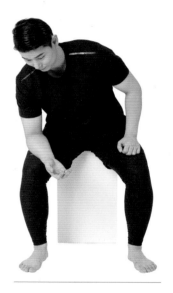

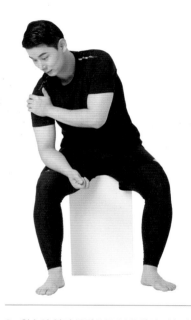

1 오른팔의 힘을 빼고 무릎 위에 편안하게 올린다.

2 왼손의 엄지 두덩으로 30초에서 1분 정도 이두근을 전체적으로 마사지한다. 양쪽을 번갈아가며 시행한다.

 Tip 마사지를 받는 팔이 들려 있으면 힘이 잘 빠지지 않으니 반드시 어딘가에 기댄 채로 마사지 한다.

 주의! 강한 자극은 근육의 힘을 일시적으로 억제할 수 있으니, 근육을 중점적으로 오래 사용하는 운전 전이나 운동 전에는 힘을 조절하여 강하지 않게 시행한다.

손등 마사지

손등에서 만져지는 손가락 뼈 사이사이에는 근육이 자리 잡고 있다.
이 근육들이 굳으면 손가락을 뻣뻣하게 만들고 손등에 통증을 일으킬 수 있으니
손등 스트레칭을 하기 전에 미리 마사지해둔다.

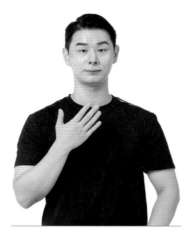

1 오른팔을 상체에 붙이고 손목에
   힘을 뺀 뒤 손바닥이 가슴 가운데를
   향하게 한다.

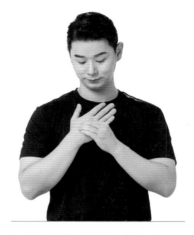

2 왼손 검지로 오른손 손등의 뼈
   사이사이를 가볍게 누르며 30초에서
   1분 정도 전체적으로 마사지한다.
   양쪽을 번갈아가며 시행한다.

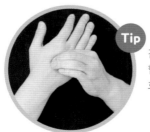

Tip

검지에 중지, 약지, 소지를 모두 기대어
힘을 함께 주며 누르면 작은 힘으로도
효과적으로 마사지할 수 있다.

 주의! 손등은 피부가 약한 부위이므로 힘을 조절해가며 살살 자주 마사지한다.

5 엄지손가락 마사지

가장 센 힘을 발휘하는 엄지손가락은 다른 손가락보다 더 많이 사용된다. 때문에
대부분 엄지손가락 두덩 근육이 굳어 있는데, 이렇게 굳은 두덩은 손의 피로감에
톡톡히 한 몫을 한다. 나머지 네 손가락과 별개로 엄지손가락은 따로 신경 써주자.

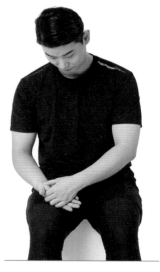

1 오른손을 오른쪽 허벅지 위에
   편하게 올리고 왼손으로 잡는다.

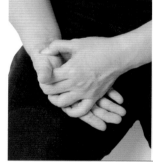

2 왼손 엄지로 오른손 엄지 두덩을 누르고, 왼손의 엄지와 검지로
   오른손 엄지와 검지 사이를 마사지한다. 한쪽에 30초에서
   1분 정도 전체적으로 마사지하고 양쪽을 번갈아가며 시행한다.

 Tip 엄지손가락에 힘이 안 들어가거나 마사지하기 힘들다면
        팔꿈치로 마사지하는 것도 좋다.

 주의! 엄지 손가락 근육이 약할 경우 자극이 오지 않을 수도 있다.
          마사지 시 아프거나 시원하지 않다면 하지 않아도 괜찮다.

6 손가락 마사지

손가락도 움직이기 때문에 당연히 근육이 붙어 있다. 손가락 근육이 굳으면 손가락이 굵어지고 통증이 생기며 손가락을 펼 때 부드럽게 펴지지 않는 방아쇠수지 증후군이 생길 수 있다. 손가락 또한 스트레칭 전에 함께 마사지해둔다.

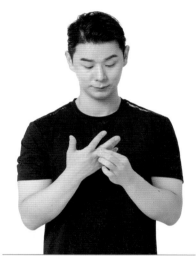

1 왼손 엄지와 검지로 오른손 다섯손가락 마디마디를 옆으로 굴리듯 마사지한다. 한쪽에 30초에서 1분 정도 전체적으로 마사지하고 양쪽을 번갈아가며 시행한다.

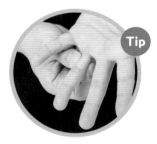

Tip

• 손바닥 쪽의 마디가 많이 굳어 있으니 이 부분은 더 많은 시간을 들여 마사지한다.
• 손가락 사이사이도 함께 마사지해주면 더욱 좋다.

주의!

힘줄이 분포된 손가락 아래쪽보다 손가락 옆면을 주로 마사지한다.
손가락 아래쪽 힘줄에 손상을 입히지 않도록 주의한다.

7 손바닥 마사지

손바닥은 쉽게 굳지 않지만, 한번 굳으면 잘 풀리지 않는다.
조리도구를 자주 들어 올리는 요식업 종사자, 물건을 강하게 잡는 활동을
주로 하는 사람, 손목 또는 손가락 수술을 한 사람들에게 필요한 마사지이다.

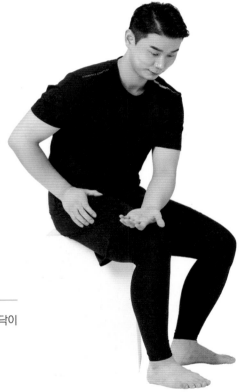

1 왼손을 오른쪽 허벅지 위에 손바닥이
   보이도록 올려놓는다.

 팔꿈치로 너무 강하게 누르면 손가락 근막 및 조직이 손상될 수 있으니 주의하여 시행한다.

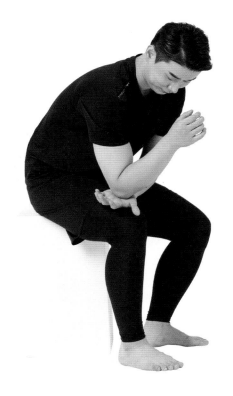

2 오른팔 팔꿈치로 왼쪽 손바닥을 누르며
30초에서 1분 정도 전체적으로 마사지
한다. 양쪽을 번갈아가며 시행한다.

 몇 번 시행 후 큰 자극이 없다면
건너뛰어도 좋다.

STEP 1 ▶ 손등 스트레칭

손가락 스트레칭이라 하면 많은 사람이 손바닥 쪽만 생각한다.
하지만 손가락 사이사이 근육들이 포진해 있는 손등이야말로 스트레칭이 필요한 부분이다.
손등 근육이 굳으면 손가락 또한 뻣뻣해지니 평소 틈틈이 풀어주는 게 좋다.

운동 부위 검지, 중지, 약지, 소지 사이 근육
효능 및 효과 짧아진 손가락 사이 근육 이완 및 길이 증진,
손가락 가동성 증진, 손가락과 손목 통증 감소
시간 및 횟수 10~15초 시행, 양방향 각 3회 1세트

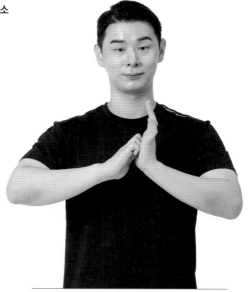

1 양손을 가슴 앞으로 올리고 왼쪽 손바닥을
편 뒤 오른손 손가락을 살짝 구부려 댄다.

 관절염 같은 병 때문에 근육이 아닌 관절이 뻣뻣한 경우,
온찜질을 하면서 조심스럽게 스트레칭하고 관절에 무리가 가지 않을 정도로만 시행한다.

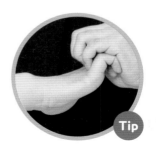

처음에는 각도가 아예 나오지 않을 수
있으니 무리하지 말고
손등 마사지(p.185 참조)와 병행한다.

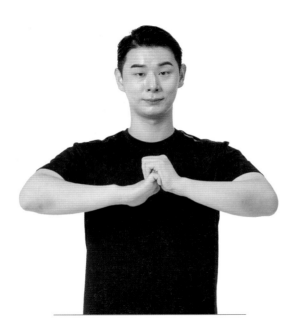

2   왼손으로 오른손의 네 손가락을 접으며
    손등 쪽이 당기는 느낌이 들도록 꺾는다.
    10~15초간 유지 후 반대쪽도
    같은 방법으로 시행한다.

손가락 근육은 손목을 지나 팔꿈치 근처까지 이어져 있다.
때문에 손가락 근육이 짧아지면 근육이 지나가는 가느다란 손목에 스트레스가 쌓여 통증이 유발된다.
손가락 근육을 늘이는 운동으로 손목 통증을 예방하자.

운동 부위 검지, 중지, 약지, 소지 근육
효능 및 효과 짧아진 손가락 근육 이완 및 길이 확보,
손가락 가동성 증진, 손가락과 손목 통증 감소
시간 및 횟수 10~15초 시행, 양방향 각 3회 1세트

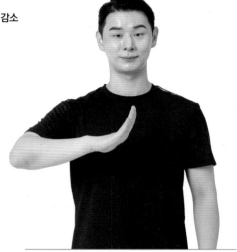

1 오른손을 가슴 앞으로 올리고 손목에 힘을
   뺀 다음 손바닥을 쭉 편다.

주의! 손목이 함께 꺾이면 안 된다. 손목에 통증 및 부담이 없는 한도 내에서 스트레칭한다.

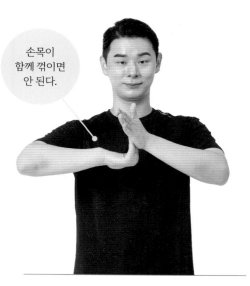

손목이
함께 꺾이면
안 된다.

2 왼손으로 엄지를 제외한 오른손 네 손가락을
손등 쪽으로 꺾는다. 손가락이 당기는 듯한
감각을 느끼며 10~15초간 자세 유지 후
손을 놓는다. 반대쪽도 같은 방법으로 시행한다.

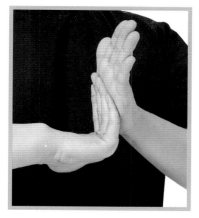

Tip 처음에는 각도가 아예 나오지 않을
수 있으니 무리하지 말고 아래팔
안쪽 마사지(p.180 참조)와 손가락,
손바닥 마사지(p.187~189 참조)를
병행한다.

STEP 1 ▶ 엄지손가락 스트레칭

엄지는 다른 손가락처럼 접거나 펴는 활동보다는 맞서는 활동을 주로 수행한다.
엄지 두덩 근육은 물건을 쥐거나 들 때 직접적으로 물건의 무게를 지탱하고 맞서다 보니 잘 굳는다.
따라서 엄지는 다른 손가락보다 더 다양하게, 더 자주 스트레칭해야 한다.

운동 부위 엄지 근육

효능 및 효과 짧아진 엄지손가락 근육 이완 및 길이 확보,
엄지 손가락 가동성 증진,
엄지 손가락 및 두덩, 손목 통증 감소

시간 및 횟수 10~15초 시행, 양방향 각 3회

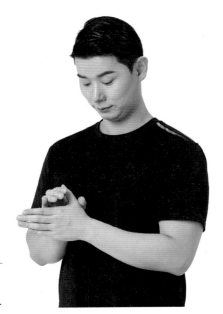

1 양손을 가슴 앞으로 올리고 손목에 힘을
빼 뒤 오른손 엄지에 왼손을 가볍게 댄다.

 주의! 엄지손가락 관절에 통증 및 소리가 나지 않도록 주의하며 시행한다.

194

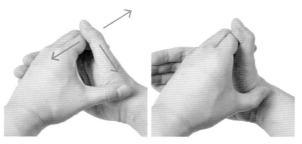

Tip 엄지를 당기며 옆과 뒤로 움직였을 때 가장 당기는 느낌이 나는
곳을 주로 스트레칭한다.

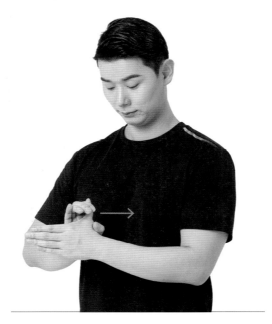

2 오른손 엄지를 옆(검지와 멀어지는 방향)과 뒤(손등)로
   스트레칭하여 당겨지는 감각을 느끼며 10~15초 정도
   자세를 유지한다. 반대쪽도 같은 방법으로 시행한다.

위아래 어깨 뒤쪽 운동

손목과 팔꿈치 통증의 핵심은 혈액 순환이다. 이 운동은 경직된 이두근과 가슴 근육을 스트레칭하여 겨드랑이 부위의 혈액 순환을 원활히 하고, 손목과 팔꿈치의 회복을 돕는다.

운동 부위	어깨 근육과 이두근, 가슴 근육
효능 및 효과	어깨 근육 사용, 이두근과 가슴 근육 이완 및 길이 확보, 겨드랑이 혈액 순환 증진, 어깨, 팔꿈치, 손목 통증 감소
시간 및 횟수	30초 시행 후 5초 휴식, 3회 1세트

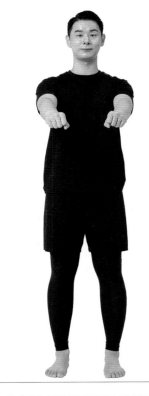

1 아랫배를 살짝 긴장시키고 명치를 내밀어 몸을 세운 뒤 양팔을 앞으로 뻗고 가볍게 주먹을 쥔다.

 주의! 운동 시 아랫배를 살짝 긴장시켜, 허리가 뒤로 꺾이며 통증이 발생하지 않도록 주의한다.

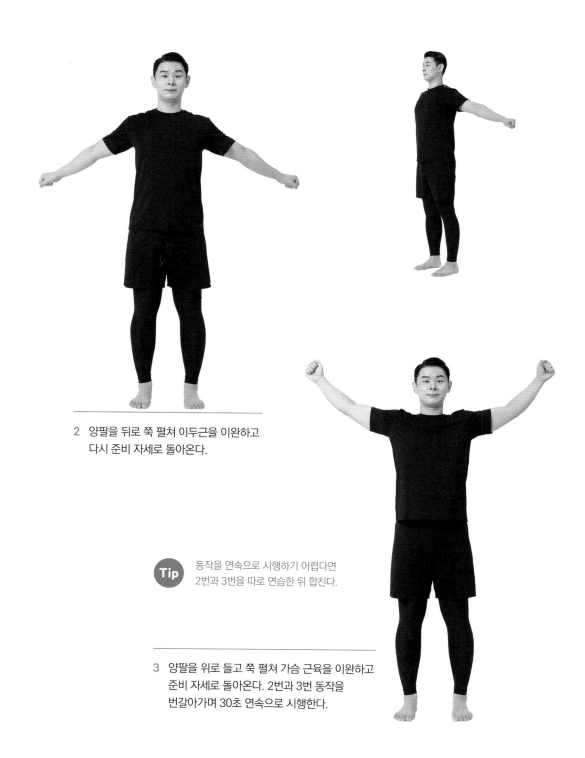

2 양팔을 뒤로 쭉 펼쳐 이두근을 이완하고
　다시 준비 자세로 돌아온다.

Tip　동작을 연속으로 시행하기 어렵다면
　　　2번과 3번을 따로 연습한 뒤 합친다.

3 양팔을 위로 들고 쭉 펼쳐 가슴 근육을 이완하고
　준비 자세로 돌아온다. 2번과 3번 동작을
　번갈아가며 30초 연속으로 시행한다.

팔꿈치 잡고 좌우 흔들기

손목은 약한 부위이기 때문에 따로 스트레칭을 하지 않는다.
대신 팔꿈치에 연결된 상완 삼두근을 스트레칭하면 손목에도 효과적이며 부상 위험도 줄일 수 있다.
이 운동은 삼두근과 그에 영향을 주는 광배근을 함께 스트레칭하여 손목 통증을 간접적으로 완화해준다.

운동 부위	어깨 근육, 상완 삼두근과 광배근
효능 및 효과	어깨 근육 사용, 위팔 삼두근과 광배근 길이 증진 및 이완, 겨드랑이 혈액 순환 증진, 팔꿈치 통증 감소
시간 및 횟수	30초 시행 후 5초 휴식, 3회 1세트

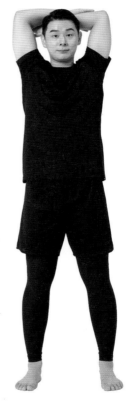

1 두 팔을 머리 위로 올리고 손을
  교차하여 양쪽 팔꿈치를 잡는다.

 주의! 몸통을 너무 크게 움직이지 말고, 주로 팔 뒤와 겨드랑이 아래가 당기도록 한다.

Tip
- 아랫배를 가볍게 긴장시키며 어깨 뒤편을 가볍게 조여주면 어깨 근육도 운동할 수 있다.
- 늘어나는 근육에 따라 체중을 이동하면 강도 높으면서도 안전한 스트레칭을 할 수 있다. Ⓔ

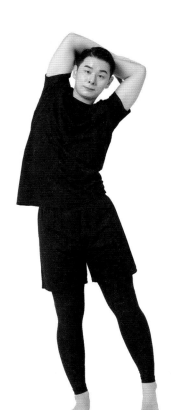

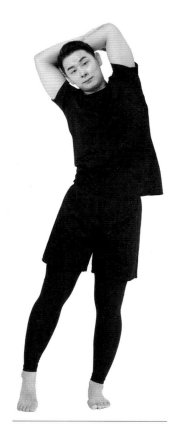

2 겨드랑이 주위가 당겨지는 느낌이
   들도록 한계까지 팔꿈치를
   한쪽 옆으로 잡아당긴다.

3 팔꿈치를 다시 반대 방향으로
   잡아당긴다. 좌우로 번갈아가며
   30초 동안 연속 시행한다.

Daily Program

하루 10분
손목 & 팔꿈치 스트레칭

손목과 팔꿈치 통증을 없애는 데 포인트가 되는 운동을 모아
루틴으로 만들었다. 매일 10분씩 꾸준히 따라 하면
통증을 효율적으로 없앨 수 있다.

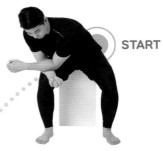

START

아래팔 안쪽 마사지 (p.180)
멍 들지 않게 가벼운 강도로
30초 × 양쪽 1회

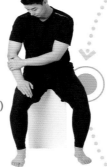

아래팔 바깥쪽 마사지 (p.182)
가벼운 강도로
30초 × 양쪽 1회

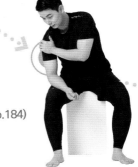

상완이두근 마사지 (p.184)
가벼운 강도로
30초 × 양쪽 1회

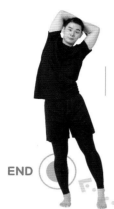

팔꿈치 잡고 좌우 흔들기 (p.198)
30초 운동 + 5초 휴식 × 3회

END

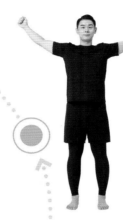

위아래 어깨 뒤쪽 운동 (p.196)
30초 운동 + 5초 휴식 × 3회

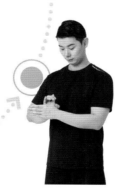

엄지손가락 스트레칭 (p.194)
15초 × 양쪽 교대 3회

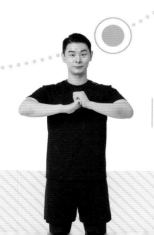

손등 스트레칭 (p.190)
15초 × 양쪽 교대 3회

Power Program
네발 기기 회전 운동

손목과 팔꿈치 움직임은 어깨에서 시작된다. 어깨 관절이 튼튼하게 버텨주어야 손목과 팔꿈치 근육이 부드럽고 섬세한 움직임을 만들어낼 수 있다. 또한 어깨 관절을 지나고 감싸는 근육은, 손목과 팔꿈치가 협응할 수 있도록 돕는 든든한 지지대가 되기도 한다. 어깨로 체중을 지지하고 복합적으로 움직이며 손목과 팔꿈치를 강화하자.

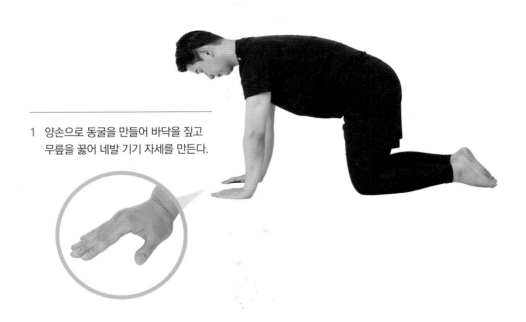

1 양손으로 동굴을 만들어 바닥을 짚고
   무릎을 꿇어 네발 기기 자세를 만든다.

 버티는 팔의 어깨가 앞으로 돌출되어 다치지 않도록 주의한다.

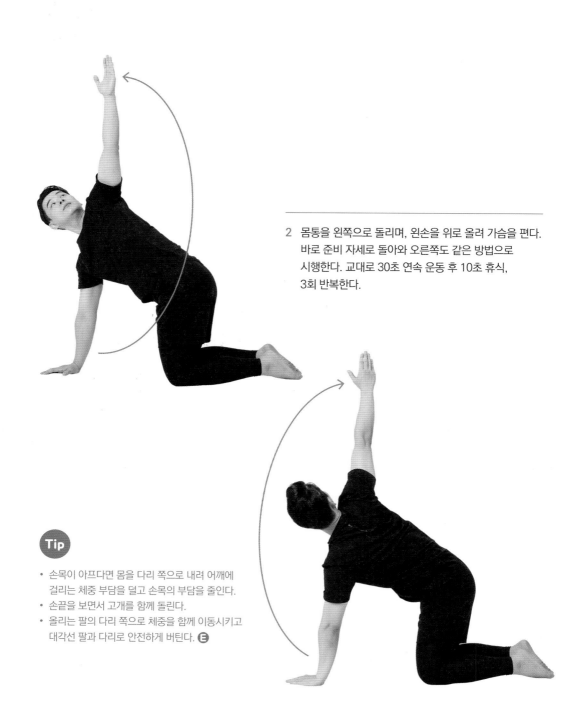

2 몸통을 왼쪽으로 돌리며, 왼손을 위로 올려 가슴을 편다.
바로 준비 자세로 돌아와 오른쪽도 같은 방법으로
시행한다. 교대로 30초 연속 운동 후 10초 휴식,
3회 반복한다.

Tip

• 손목이 아프다면 몸을 다리 쪽으로 내려 어깨에
  걸리는 체중 부담을 덜고 손목의 부담을 줄인다.
• 손끝을 보면서 고개를 함께 돌린다.
• 올리는 팔의 다리 쪽으로 체중을 함께 이동시키고
  대각선 팔과 다리로 안전하게 버틴다. **E**

Power Program
네발 기기 앞뒤 푸시업

손목과 팔꿈치에 문제가 있을 때 버거워 하는 동작 중 하나가 바닥을 짚는 것이다.
이 운동은 네발 기기로 손목과 팔에 걸리는 부담을 줄인 뒤, 손목과 팔이 움직이는 범위 및
체중 부하를 점진적으로 늘려 근육과 관절이 적응할 수 있도록 돕는다.

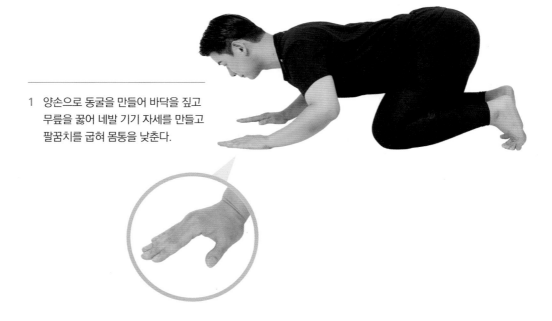

1 양손으로 동굴을 만들어 바닥을 짚고
   무릎을 꿇어 네발 기기 자세를 만들고
   팔꿈치를 굽혀 몸통을 낮춘다.

 팔꿈치에 부담이 되지 않는 만큼만 아래로 내려간다.

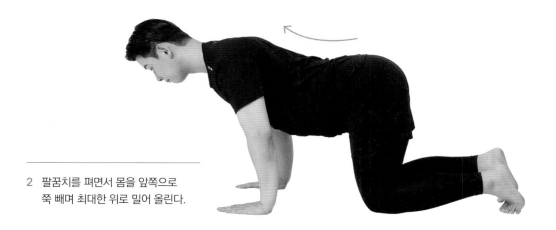

2 팔꿈치를 펴면서 몸을 앞쪽으로
  쭉 빼며 최대한 위로 밀어 올린다.

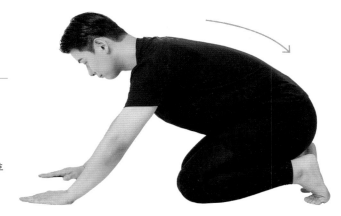

3 다시 팔꿈치를 굽혀 내려간 다음
  이번에는 몸을 뒤쪽으로 쭉 빼며
  최대한 위로 끌어 올린다. 손목 및
  팔꿈치에 부담이 없는 범위 내에서
  이 동작을 번갈아가며 30초 시행 후
  10초 휴식하고 3회 반복한다.

Tip
• 손목이 아프다면 위로 밀어 올리는 동작을 빼고 뒤쪽으로 끌어 올리는 동작 위주로 운동해도 좋다.
• 등허리의 척추를 함께 움직이면 척추와 어깨, 팔의 협응력을 높이는 운동이 된다.

통증 예방을 위한
전신 프로그램

부위별 스트레칭을 통해 통증이 사라졌다고 해도 말끔히 완치된 것은 아니다. 근육을 제대로 잡아두더라도 일상생활을 반복하다 보면 조금씩 자세가 흐트러지고 근육이 굳어버리기 때문이다. 더 이상 아프지 않다는 이유로 스트레칭을 그만두지 말고, 좋아진 몸 상태를 유지하기 위한 전신 스트레칭을 꾸준히 실천하자.

전신 20분 루틴 운동 A

→ 목 앞과 옆 마사지(80초)
→ 목 앞 스트레칭(60초)
→ 겨드랑이 앞쪽 마사지(60초)
→ 가슴 근육 스트레칭(120초)
→ 상완이두근 마사지(60초)
→ 광배근 스트레칭(120초)
→ 아래팔 안쪽 마사지(60초)
→ 아래팔 바깥쪽 마사지(60초)
→ 손등 마사지(60초)
→ 복부 스트레칭(100초)
→ 내전근 스트레칭(60초)
→ 엉덩이 근육 마사지(60초)
→ 엉덩이 & 골반 앞 스트레칭
  (120초)
→ 종아리 스트레칭(60초)

마사지와 정적 스트레칭(STEP1) 위주로 짠 프로그램이다. 저강도 프로그램이므로 노약자도 매일 따라 할 수 있다. 마사지로 근육을 푼 다음 스트레칭으로 천천히 이완하여 굳은 신체를 전체적으로 풀고 혈액 순환을 원활하게 해준다.

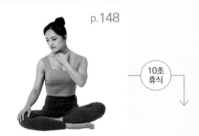
p.148

10초
휴식

목 앞과 옆 마사지(80초)

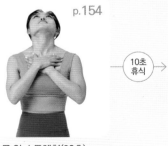
p.154

10초
휴식

목 앞 스트레칭(60초)

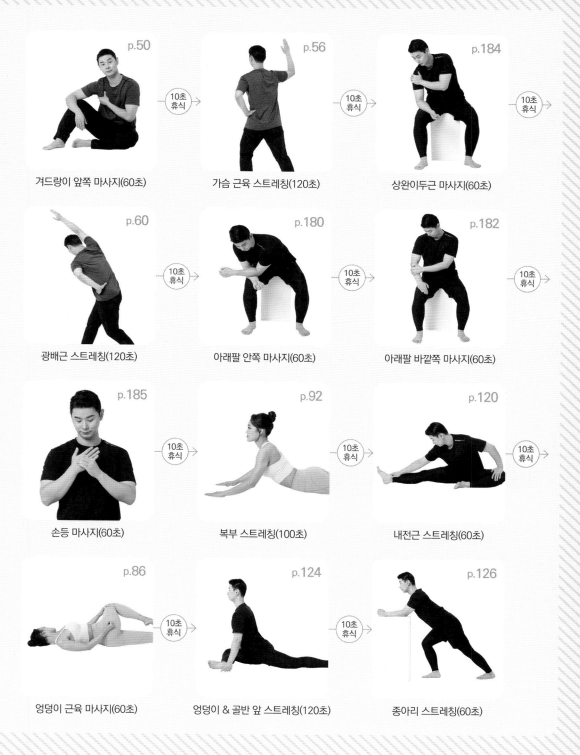

p.50	p.56	p.184
겨드랑이 앞쪽 마사지(60초)	가슴 근육 스트레칭(120초)	상완이두근 마사지(60초)
p.60	p.180	p.182
광배근 스트레칭(120초)	아래팔 안쪽 마사지(60초)	아래팔 바깥쪽 마사지(60초)
p.185	p.92	p.120
손등 마사지(60초)	복부 스트레칭(100초)	내전근 스트레칭(60초)
p.86	p.124	p.126
엉덩이 근육 마사지(60초)	엉덩이 & 골반 앞 스트레칭(120초)	종아리 스트레칭(60초)

10초 휴식

전신 20분 루틴 운동 B

→ 목 대각선 스트레칭(90초)
→ 어깨 돌리기(120초)
→ 어깨 모으고 벌리기(60초)
→ W-Y 운동(60초)
→ 네발 기기 고개 들기(80초)
→ 손등 스트레칭(90초)
→ 고양이 소 운동(40초)
→ 골반 앞뒤 스트레칭(60초)
→ 엉덩이 & 골반 앞 스트레칭
(120초)
→ 고관절 외회전(90초)
→ 과하게 걷기(80초)
→ 크랩 투 니(60초)

동적 스트레칭(STEP2) 위주로 짠 프로그램이다. 움직이는 동작의 연속이므로 루틴 운동A보다는 강도가 높은 편이다. 근육 사이의 협응력을 높이고 근육 사용 순서를 바로잡아준다.

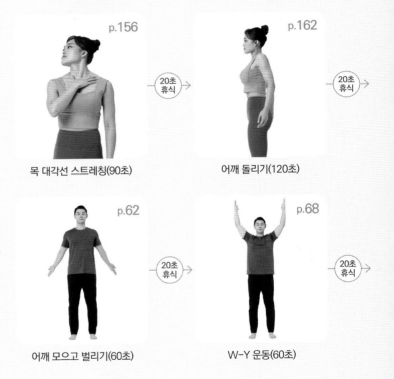

p.156

목 대각선 스트레칭(90초)

20초 휴식 →

p.162

어깨 돌리기(120초)

20초 휴식 →

p.62

어깨 모으고 벌리기(60초)

20초 휴식 →

p.68

W-Y 운동(60초)

20초 휴식 →

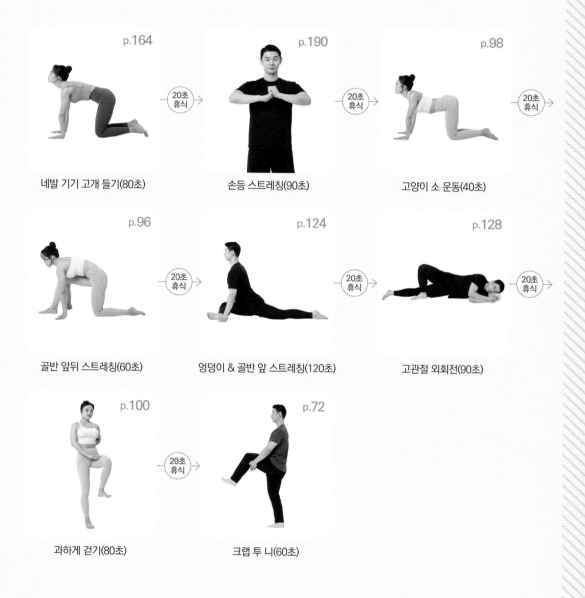

p.164

네발 기기 고개 들기(80초)

20초
휴식

p.190

손등 스트레칭(90초)

20초
휴식

p.98

고양이 소 운동(40초)

20초
휴식

p.96

골반 앞뒤 스트레칭(60초)

20초
휴식

p.124

엉덩이 & 골반 앞 스트레칭(120초)

20초
휴식

p.128

고관절 외회전(90초)

20초
휴식

p.100

과하게 걷기(80초)

20초
휴식

p.72

크랩 투 니(60초)

스트레칭 Q&A

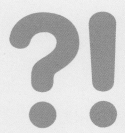

**스트레칭을 하면
안 될 때가 있나요?**

컨디션이 나쁠 때 스트레칭을 하면 오히려 체력이 더 떨어질 수 있습니다. 스트레칭은 에너지 대사를 촉진하는 행위입니다. 따라서 컨디션이 좋지 않을 때 무리하게 하면 근육으로 피가 쏠리며 소화가 안 되거나, 회복되어야 하는 부분에 에너지 공급이 되지 않아 몸살이 날 수 있습니다.

술을 마셨을 때 음주 후 스트레칭은 근육에 너무 강한 자극을 주어 손상을 입힐 수 있습니다. 통증에 둔감해지는 음주 후에는 적당한 자극을 넘어서서 운동하다가 근육에 부분 파열 등이 발생할 수 있습니다.

너무 추운 환경 추울 때 스트레칭하면 긴장된 근육이 찢어질 수 있습니다. 낮은 기온에서는 근육이 경직되며 늘어나지 않는데, 이럴 때 갑작스레 스트레칭을 하면 긴장된 근육의 일부분만 과도하게 늘어나 손상될 수 있습니다.

멍이 들었을 때 멍든 근육을 스트레칭하면 오히려 손상을 더 키울 수 있습니다. 스트레칭은 근육뿐 아니라 혈관까지 함께 자극하기 때문입니다.

관절이 아플 때 스트레칭 시 근육이 늘어나는 게 아니라 관절이 아프다면 즉시 멈춥시다. 관절이 아프다는 것은 뼈끼리 충돌하거나 관절 내부에 문제가 발생했다는 신호이니 우선 멈춘 후 이유를 찾아보는 것이 안전합니다.

지나치게 늘어난 근육 관절 정상 가동 범위를 넘어설 정도로 늘어난 근육은 스트레칭하지 않습니다. 이미 길이가 늘어난 근육을 더 늘리는 것은 근육의 탄력성을 떨어뜨리고 수축성을 악화시켜 근육을 약하게 만들 수 있습니다. 평소 정상 관절 가동 범위를 확인하면서 운동하는 습관을 들입니다.

**스트레칭을 하면
통증을 모두
잡을 수 있나요?**

스트레칭은 근육의 길이를 늘이는 것으로, 근육 이완 및 강화에 부분적인 도움만 줍니다. 따라서 스트레칭과 함께 근육 이완 마사지 및 온열, 강화 운동 등을 병행하여 전신 근육의 균형을 맞추는 것이 통증을 잡는 데 장기적으로 더 큰 도움이 될 수 있습니다.

**나이에 따라
스트레칭도
달라지나요?**

나이, 성별에 따라 달라지기보다는, 평소 자세 및 업무 특징에 따라 달라집니다. 평소 자세나 직업적 특징에 의해 쉽게 짧아지는 근육 위주로 스트레칭하되, 본인의 근육 상태에 따라 강도와 횟수를 조절하는 것이 안전하고 효과적입니다.

**통증이 너무 심해서
스트레칭을
못 하겠어요.
그냥 병원에 가는 게
낫겠죠?**

아프면 병원에 가는 것이 가장 확실하고 안전한 방법입니다. 하지만 어느 부위에 문제가 있을 경우, 반드시 관련 근육에도 문제가 있을 수밖에 없습니다. 근육의 길이 증진 및 강화는 결국 본인 스스로 해야 하는 부분이므로, 병원에만 의지하지 말고 스스로 노력한다는 의미로 실천하는 것이 좋습니다.

**스트레칭 후
근육통이 왔어요.
너무 무리한 걸까요?**

스트레칭도 근력 운동처럼 근섬유를 손상시킵니다. 때문에 스트레칭을 너무 강하게 하면 운동 후 근육통처럼 근육에 통증이 발생할 수 있습니다. 스트레칭을 할 때는 본인이 할 수 있는 범위 내에서 적당한 강도로 안전하게 시행합시다.

**마사지 기계나
폼롤러 같은 도구가
도움이 되나요?**

본인에게 부담이 되지 않는 강도의 마사지 기계나 운동 도구는 적극 추천합니다. 스트레칭 전후로 근육을 이완한다면 더욱 안전하고 효율적으로 운동할 수 있습니다. 하지만 운동 없이 마사지만 계속하면 근육이 약해질 수 있으니, 운동과 병행하는 것이 중요합니다.

**운동 중 관절에서
소리가 나요.
계속 해도 되나요?**

관절에서 소리가 나는 원인은 여러 가지가 있지만, 대부분 근육이 경직되고 단축되면서 관절 또는 근육이 마찰되어 나는 소리일 경우가 많습니다. 소리가 계속 난다면 마찰로 인해 힘줄 및 관절에 손상이 갈 수 있으니, 소리가 나지 않는 범위 내에서 운동하세요. 소리 나는 관절 주위 근육을 마사지하면서 점진적으로 스트레칭하는 것이 안전합니다.

**스트레칭은 하루에
몇 번, 몇 분 동안
하는 게 좋나요?**

이상적으로는 한 번에 20~30분씩 하루 2~3회가 적당합니다. 그러나 횟수나 기간은 각자의 컨디션 및 체력에 따라 조절하는 것이 좋습니다. 하루에 한 번, 10분만 지속해도 너무 힘들다면 그것으로 스트레칭을 끝내고 나머지는 다음 날 하는 게 낫습니다. 스트레칭 후에도 몸이 괜찮다면 한 번에 20~30분씩 하루에 2~3번 해도 됩니다. 만약 운동 후 다음 날 컨디션이 너무 떨어진다면 운동 강도 및 횟수를 줄이고 본인이 감당할 수 있는 만큼만 합시다.

스트레칭을 마무리하며

스트레칭은 시작이다 오랫동안 반복된 스트레스로 망가진 몸을 재건축하여 다시 예전처럼 건강한 몸을 만드는 것이 이 책의 최종 목표입니다. 이 책에 나오는 스트레칭은, 재건축의 시작인 철거와 골조를 세우는 과정이라 할 수 있습니다. 스트레칭으로 골조를 잘 세웠다면 앞으로는 그 골조를 튼튼하게 채워주는 콘크리트, 즉 근육 강화를 해야 합니다. 책을 따라 하며 통증이 감소되었다 하더라도, 이는 운동의 시작에 불과합니다. 앞으로 본인에 맞는 운동을 시작해 더욱 오랫동안 건강을 유지하길 바랍니다.

생활과 노화는 끝이 없다 일상생활과 업무는 내일도 계속되고 평생 지속해야 합니다. 시간이 지날수록 나이가 들며 근육은 더욱 쉽게 망가집니다. 오늘 늘여놓은 근육이 평생 유지될 순 없습니다. 심지어 신체 상태 및 상황에 따라 빠르게 다시 짧아질 수도 있습니다. 따라서 스트레칭은 평생 함께해야 하는 동반자입니다.

병원에 가야 할 때 이 책은 근육이 짧아지고 굳어 발생하는 통증을 없애고 예방하기 위한 책입니다. 이 책을 따라 했는데도 효과가 없다면, 통증의 원인이 근육 약화, 염증, 신경, 혈관 등, 다른 부분에 있을 수 있으니 병원에 방문해 검진을 받아볼 것을 권합니다.

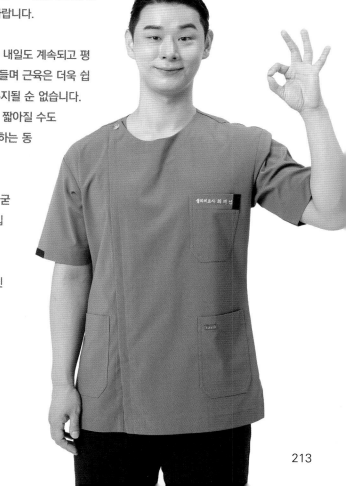

인체 뼈대계 및 근육계

부록

뼈대와 근육 구조에 대해 알아두면 통증에 대처할 때 큰 도움이 된다. 여기서는 병원에서 치료를 받거나 스트레칭을 할 때 자주 언급되는 뼈와 근육을 중심으로 표기했다. 몸 속에 숨어 보이지 않는 전신의 뼈대와 근육을 이해하고, 마사지 및 스트레칭 시 다치지 않도록 주의하자.

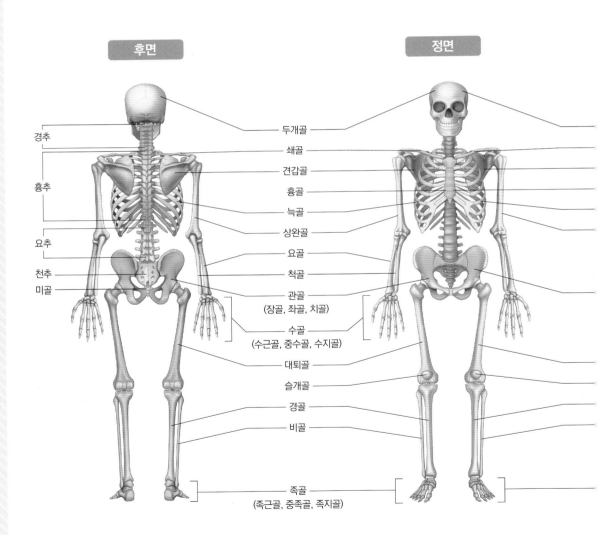

후면

정면

경추

흉추

요추

천추
미골

두개골
쇄골
견갑골
흉골
늑골
상완골
요골
척골
관골
(장골, 좌골, 치골)
수골
(수근골, 중수골, 수지골)
대퇴골
슬개골
경골
비골
족골
(족근골, 중족골, 족지골)

214

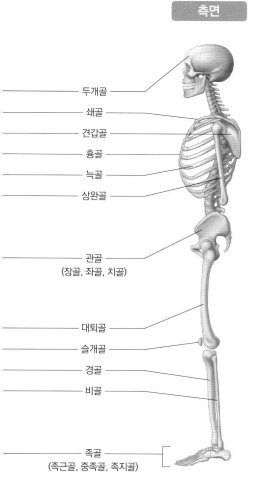

측면

| 두개골 |
| 쇄골 |
| 견갑골 |
| 흉골 |
| 늑골 |
| 상완골 |
| 관골
(장골, 좌골, 치골) |
| 대퇴골 |
| 슬개골 |
| 경골 |
| 비골 |
| 족골
(족근골, 중족골, 족지골) |

| 뼈대계 용어 일람표 | 전신

구용어	신용어	원어
두개골	머리뼈	Skull
척주	척추뼈	Vertebral column
– 경추	목뼈	Cervical vertebrae
– 흉추	등뼈	Thoracic vertebrae
– 요추	허리뼈	Lumbar vertebrae
– 천골	엉치뼈	Sacrum
– 미골	꼬리뼈	Coccyx
쇄골	빗장뼈	Clavicle
견갑골	어깨뼈	Scapula
흉골	복장뼈	Sternum
늑골	갈비뼈	Ribs
상완골	위팔뼈	Humerus
전완	아래팔	forearm
– 척골	자뼈	Ulna
– 요골	노뼈	Radius
관골	엉덩뼈	Hip or Coxae
– 장골	엉덩뼈	Ilium
– 좌골	궁둥뼈	Ischium
– 치골	두덩뼈	Pubis
수골	손뼈	hand bones
– 수근골	손목뼈	Carpals
– 중수골	손허리뼈	Metacarpals
– 수지골	손가락뼈	Phalanges
대퇴골	넙다리뼈	Femur
슬개골	무릎뼈	Patella
경골	정강이뼈	Tibia
비골	종아리뼈	Fibula
족골	발뼈	foot bones
– 족근골	발목뼈	Tarsals
– 중족골	발허리뼈	Metatarsals
– 족지골	발가락뼈	Phalanges

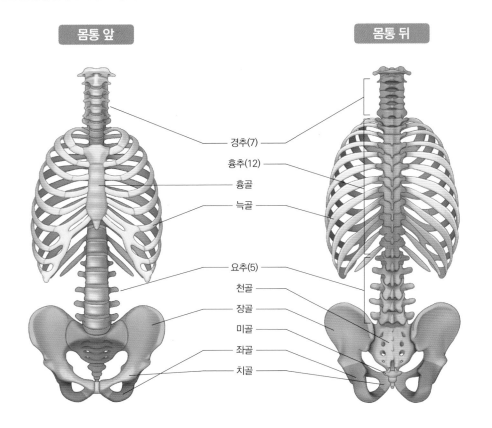

| 몸통 앞 | 몸통 뒤 |

경추(7)
흉추(12)
흉골
늑골
요추(5)
천골
장골
미골
좌골
치골

몸통

구용어	신용어	원어
척주	척추뼈	Vertebral column
– 경추	목뼈	Cervical vertebrae
– 흉추	등뼈	Thoracic vertebrae
– 요추	허리뼈	Lumbar vertebrae
– 천골	엉치뼈	Sacrum
– 미골	꼬리뼈	Coccyx
흉골	복장뼈	Sternum
늑골	갈비뼈	Ribs
관골	엉덩뼈	Hip or Coxae
– 장골	엉덩뼈	Ilium
– 좌골	궁둥뼈	Ischium
– 치골	두덩뼈	Pubis

상지

구용어	신용어	원어
상지	팔	Upper limb
상지대	팔이음뼈	Shoulder girdles
– 쇄골	빗장뼈	Clavicle
– 견갑골	어깨뼈	Scapula
– 상완골	위팔뼈	Humerus
전완	아래팔	forearm
– 척골	자뼈	Ulna
– 요골	노뼈	Radius
수골	손뼈	hand bones
– 수근골	손목뼈	Carpals
– 중수골	손허리뼈	Metacarpals
– 수지골	손가락뼈	Phalanges

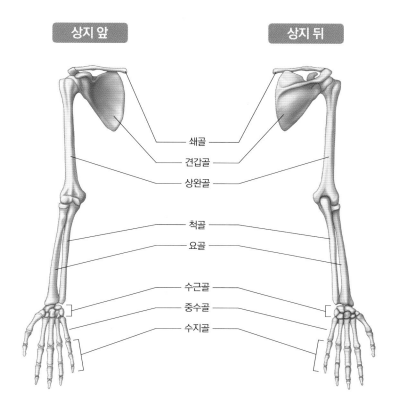

상지 앞

상지 뒤

- 쇄골
- 견갑골
- 상완골

- 척골
- 요골

- 수근골
- 중수골
- 수지골

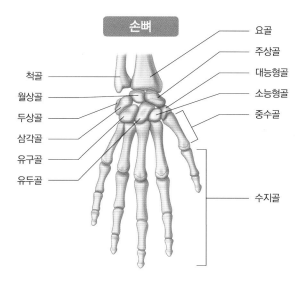

손뼈

- 요골
- 주상골
- 대능형골
- 소능형골
- 중수골

- 척골
- 월상골
- 두상골
- 삼각골
- 유구골
- 유두골

- 수지골

손뼈

구용어	신용어	원어
척골	자뼈	Ulna
요골	노뼈	Radius
수골	손뼈	hand bones
수근골	손목뼈	Carpals
– 주상골	손배뼈	Scaphoid
– 월상골	반달뼈	Lunate
– 삼각골	세모뼈	Triquetrum
– 두상골	콩알뼈	Pisiform
– 대능형골	큰마름뼈	Trapezium
– 소능형골	작은마름뼈	Trapezoid
– 유두골	알머리뼈	Capitate
– 유구골	갈고리뼈	hamate
중수골	손허리뼈	Metacarpals
수지골	손가락뼈	Phalanges

217

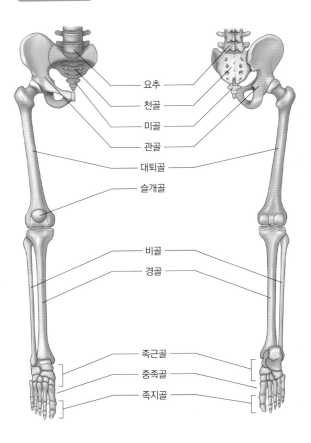

하지 앞

하지 뒤

요추
천골
미골
관골
대퇴골
슬개골
비골
경골
족근골
중족골
족지골

하지

구용어	신용어	원어
요추	허리뼈	Lumbar vertebrae
천골	엉치뼈	Sacrum
미골	꼬리뼈	Coccyx
관골	엉덩뼈	Hip or Coxae
– 장골	엉덩뼈	Ilium
– 좌골	궁둥뼈	Ischium
– 치골	두덩뼈	Pubis
대퇴골	넙다리뼈	Femur
슬개골	무릎뼈	Patella
비골	종아리뼈	Fibula
경골	정강이뼈	Tibia
족골	발뼈	foot bones
족근골	발목뼈	Tarsals
– 중족골	발허리뼈	Metatarsals
– 족지골	발가락뼈	Phalanges

발뼈 등

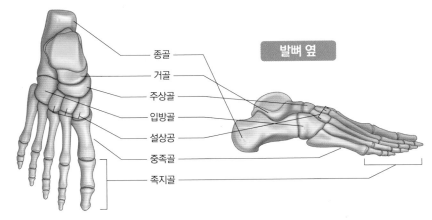

발뼈 옆

종골
거골
주상골
입방골
설상공
중족골
족지골

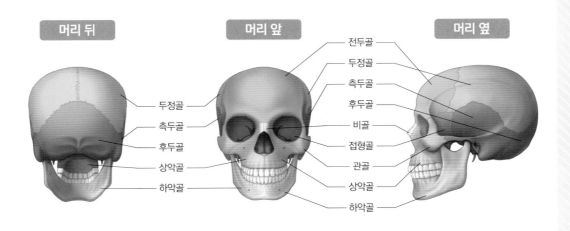

머리 뒤   머리 앞   머리 옆

전두골
두정골
측두골
후두골
비골
접형골
관골
상악골
하악골

두정골
측두골
후두골
상악골
하악골

발뼈

구용어	신용어	원어
족골	발뼈	foot bones
족근골	발목뼈	Tarsals
– 종골	발꿈치뼈	Calcaneus
– 거골	목말뼈	Talus
– 주상골	발배뼈	Navicular
– 입방골	입방뼈	Cuboid
– 설상공	쐐기뼈	Cuneiform
중족골	발허리뼈	Metatarsals
족지골	발가락뼈	Phalanges

머리뼈

구용어	신용어	원어
뇌두개골	뇌머리뼈	Cranial bone
– 전두골	이마뼈	Frontal bone
– 두정골	마루뼈	Parietal bone
– 측두골	관자뼈	Temporal bone
– 후두골	뒤통수뼈	Occipital bone
– 접형골	나비뼈	Sphenoid bone
안면두개골	얼굴머리뼈	Facial bone
– 비골	코뼈	Nasal bone
– 관골	광대뼈	Zygomatic bone
– 상악골	위턱뼈	Maxilla
– 하악골	아래턱뼈	mandible

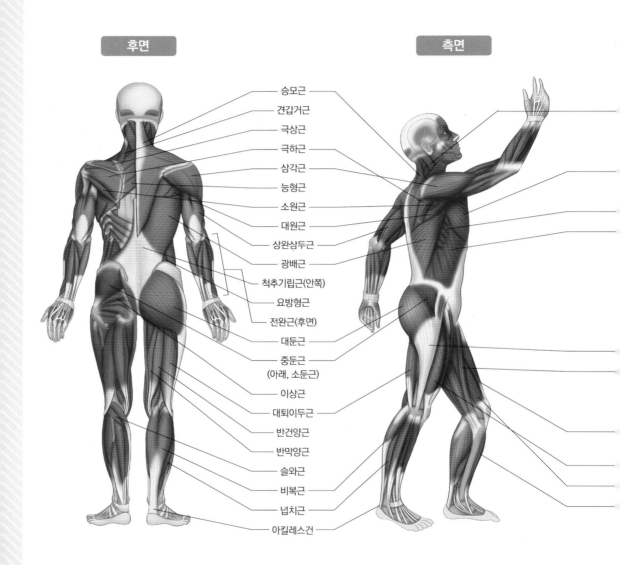

후면　　　측면

승모근
견갑거근
극상근
극하근
삼각근
능형근
소원근
대원근
상완삼두근
광배근
척추기립근(안쪽)
요방형근
전완근(후면)
대둔근
중둔근
(아래, 소둔근)
이상근
대퇴이두근
반건양근
반막양근
슬와근
비복근
넙치근
아킬레스건

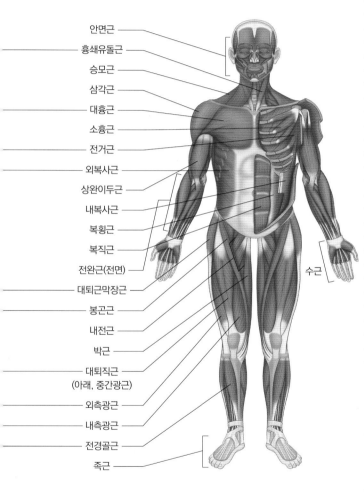

정면

안면근
흉쇄유돌근
승모근
삼각근
대흉근
소흉근
전거근
외복사근
상완이두근
내복사근
복횡근
복직근
전완근(전면)
대퇴근막장근
봉공근
내전근
박근
대퇴직근
(아래, 중간광근)
외측광근
내측광근
전경골근
족근

수근

구용어	신용어	원어
안면근	얼굴근육	facial muscles
흉쇄유돌근	목빗근	Sternocleidomastoid
승모근	등세모근	Trapezius
삼각근	세모근	Deltoid
대흉근	큰가슴근	Pectoralis major
소흉근	작은가슴근	Pectoralis minor
전거근	앞톱니근	Serratus anterior
외복사근	바깥배빗근	External oblique
내복사근	속배빗근	Internal oblique
복횡근	배가로근	Transversus abdominis
복직근	배곧은근	Rectus abdominis
어깨올림근	견갑거근	Levator scapulae
극상근	가시위근	Supraspinatus
극하근	가시아래근	Infraspinatus
능형근	마름근	Rhomboideus
소원근	작은원근	Teres minor
대원근	큰원근	Teres major
광배근	넓은등근	Latissimus dorsi
척추기립근	척추세움근	Erector spinae
상완이두근	위팔두갈래근	Biceps brachii
상완삼두근	위팔세갈래근	Triceps brachii
전완근	아래팔 근육	Forarm muscle
수근	손근육	hand muscle
요방형근	허리네모근	Quadratus lumborum
대둔근	큰볼기근	Gluteus maximus
중둔근	중간볼기근	Gluteus medius
소둔근	작은볼기근	Gluteus minimus
이상근	궁둥구멍근	Piriformis
대퇴근막장근	넙다리근막긴장근	Tensor fasciae latae
봉공근	넙다리빗근	Sartorius
내전근	모음근	Adductor
두덩정강근	박근	Gracilis
대퇴사두근	넓다리 네 갈래근	quadriceps femoris
–대퇴직근	넙다리곧은근	Rectus femoris
–중간광근	중간넓은근	Vastus intermedius
–외측광근	가쪽넓은근	Vastus lateralis
–내측광근	안쪽넓은근	Vastus medialis
슬굴곡근, 슬괵근	넙다리뒤근	hamstring
–대퇴이두근	넙다리두갈래근	Biceps femoris
–반건양근	반힘줄모양근	Semitendinosus
–반막양근	반막모양근	Semimembranosus
슬와근	오금근	Poplitues
전경골근	앞정강근	Tibialis anterior
비복근	장딴지근	Gastrocnemius
넙치근	가자미근	Soleus
족근	발근육	foot muscle

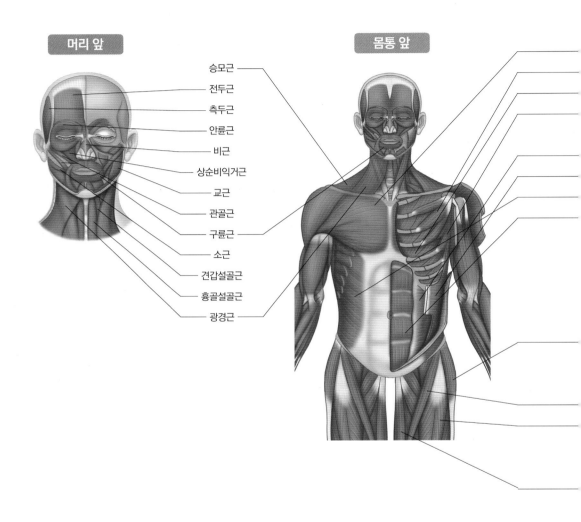

승모근

전두근

측두근

안륜근

비근

상순비익거근

교근

관골근

구륜근

소근

견갑설골근

흉골설골근

광경근

근육 – 앞

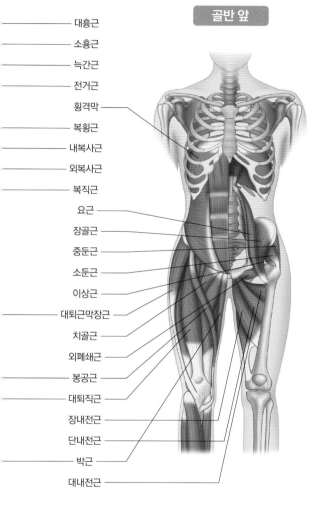

골반 앞

대흉근
소흉근
늑간근
전거근
횡격막
복횡근
내복사근
외복사근
복직근
요근
장골근
중둔근
소둔근
이상근
대퇴근막장근
치골근
외폐쇄근
봉공근
대퇴직근
장내전근
단내전근
박근
대내전근

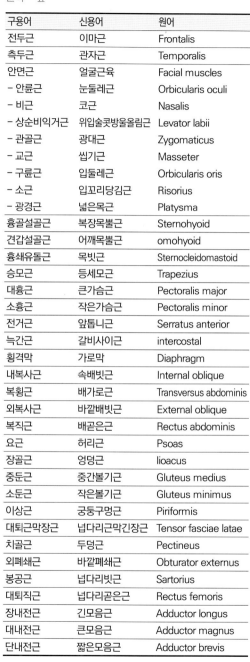

구용어	신용어	원어
전두근	이마근	Frontalis
측두근	관자근	Temporalis
안면근	얼굴근육	Facial muscles
– 안륜근	눈둘레근	Orbicularis oculi
– 비근	코근	Nasalis
– 상순비익거근	위입술콧방울올림근	Levator labii
– 관골근	광대근	Zygomaticus
– 교근	씹기근	Masseter
– 구륜근	입둘레근	Orbicularis oris
– 소근	입꼬리당김근	Risorius
– 광경근	넓은목근	Platysma
흉골설골근	복장목뿔근	Sternohyoid
견갑설골근	어깨목뿔근	omohyoid
흉쇄유돌근	목빗근	Sternocleidomastoid
승모근	등세모근	Trapezius
대흉근	큰가슴근	Pectoralis major
소흉근	작은가슴근	Pectoralis minor
전거근	앞톱니근	Serratus anterior
늑간근	갈비사이근	intercostal
횡격막	가로막	Diaphragm
내복사근	속배빗근	Internal oblique
복횡근	배가로근	Transversus abdominis
외복사근	바깥배빗근	External oblique
복직근	배곧은근	Rectus abdominis
요근	허리근	Psoas
장골근	엉덩근	lioacus
중둔근	중간볼기근	Gluteus medius
소둔근	작은볼기근	Gluteus minimus
이상근	궁둥구멍근	Piriformis
대퇴근막장근	넙다리근막긴장근	Tensor fasciae latae
치골근	두덩근	Pectineus
외폐쇄근	바깥폐쇄근	Obturator externus
봉공근	넙다리빗근	Sartorius
대퇴직근	넙다리곧은근	Rectus femoris
장내전근	긴모음근	Adductor longus
대내전근	큰모음근	Adductor magnus
단내전근	짧은모음근	Adductor brevis

223

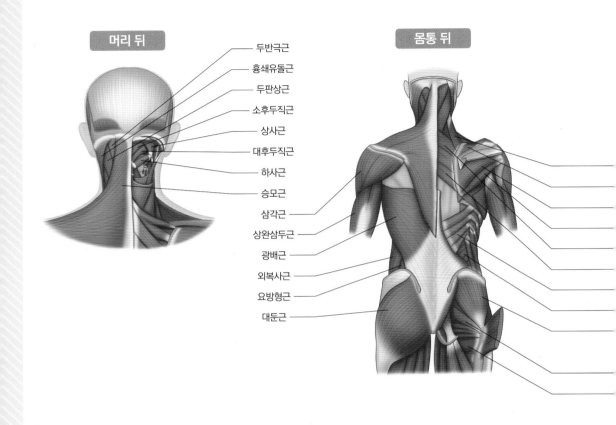

머리 뒤

두반극근
흉쇄유돌근
두판상근
소후두직근
상사근
대후두직근
하사근
승모근
삼각근
상완삼두근
광배근
외복사근
요방형근
대둔근

몸통 뒤

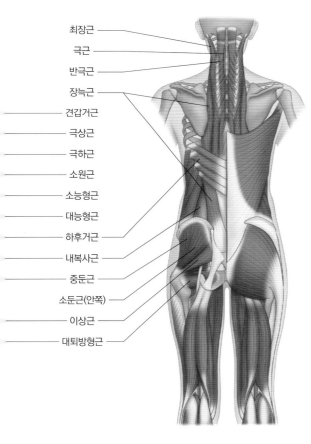

골반 뒤

최장근
극근
반극근
장늑근
견갑거근
극상근
극하근
소원근
소능형근
대능형근
하후거근
내복사근
중둔근
소둔근(안쪽)
이상근
대퇴방형근

구용어	신용어	원어
두반극근	머리반가시근	Semispinalis capitis
두판상근	머리널판근	Splenius capitis
후두하근	뒤통수밑근	suboccipital Muscles
소후두직근	작은뒤머리곧은근	Rectus capitis posterior minor
대후두직근	큰머리곧은근	Rectus capitis posterior major
상사근	위머리빗근	Obliquus capitis superior
하사근	아랫머리빗근	Obliquus capitis inferior
흉쇄유돌근	목빗근	Sternocleidomastoid
승모근	등세모근	Trapezius
삼각근	세모근	Deltoid
상완삼두근	위팔세갈래근	Triceps brachii
광배근	넓은등근	Latissimus dorsi
외복사근	바깥배빗근	External oblique
요방형근	허리네모근	Quadratus lumborum
대둔근	큰볼기근	Gluteus maximus
척추기립근	척추세움근	Erector spinae
최장근	가장긴근	Longissimus
극근	가시근	Spinalis
장늑근	엉덩갈비근	Iiocostalis
반극근	반가시근	Semispinalis
견갑거근	어깨올림근	Levator scapulae
극상근	가시위근	Supraspinatus
극하근	가시아래근	Infraspinatus
소원근	작은원근	Teres minor
대원근	큰원근	Teres major
소능형근	작은마름근	Rhomboideus minor
대능형근	큰마름근	Rhomboideus major
하후거근	아래뒤톱니근	Serratus Posterior Inferior
내복사근	속배빗근	Internal oblique
중둔근	중간볼기근	Gluteus medius
소둔근	작은볼기근	Gluteus minimus
이상근	궁둥구멍근	Piriformis
대퇴방형근	넙다리네모근	Quadratus femoris

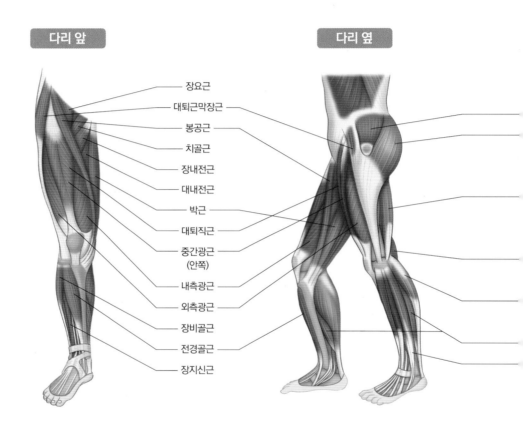

장요근

대퇴근막장근

봉공근

치골근

장내전근

대내전근

박근

대퇴직근

중간광근
(안쪽)

내측광근

외측광근

장비골근

전경골근

장지신근

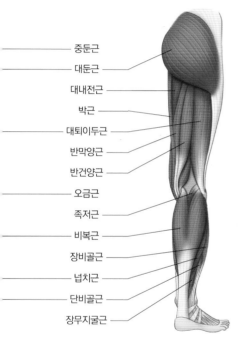

다리 뒤

중둔근
대둔근
대내전근
박근
대퇴이두근
반막양근
반건양근
오금근
족저근
비복근
장비골근
넙치근
단비골근
장무지굴근

근육 – 다리

구용어	신용어	원어
장요근	엉덩허리근	Iiopasoas
대퇴근막장근	넙다리근막긴장근	Tensor fasciae latae
봉공근	넙다리빗근	Sartorius
치골근	두덩근	Pectineus
장내전근	긴모음근	Adductor longus
대내전근	큰모음근	Adductor magnus
박근	두덩정강근	Gracilis
대퇴사두근	넙다리네갈래근	quadriceps femoris
– 대퇴직근	넙다리곧은근	Rectus femoris
– 외측광근	가쪽넓은근	Vastus lateralis
– 중간광근	중간넓은근	Vastus intermedius
– 내측광근	안쪽넓은근	Vastus medialis
장비골근	긴종아리근	Peroneus longus
전경골근	앞정강근	Tibialis anterior
장지신근	긴발가락폄근	Extensor digitorum longus
중둔근	중간볼기근	Gluteus medius
대둔근	큰볼기근	Gluteus maximus
슬괵근	햄스트링	hamstring
– 대퇴이두근	넙다리두갈래근	Biceps femoris
– 반건양근	반힘줄모양근	Semitendinosus
– 반막양근	반막모양근	Semimembranosus
오금근	슬와근	Poplitues
족저근	발바닥근	Plantaris
비복근	장딴지근	Gastrocnemius
장비골근	긴종아리근	Peroneus longus
넙치근	가자미근	Soleus
단비골근	짧은종아리근	Peroneus brevis
장무지굴근	긴엄지굽힘근	Flexor hallucis longus

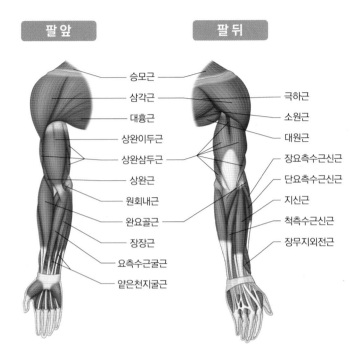

팔앞   팔뒤

승모근
삼각근
대흉근
상완이두근
상완삼두근
상완근
원회내근
완요골근
장장근
요측수근굴근
얕은천지굴근

극하근
소원근
대원근
장요측수근신근
단요측수근신근
지신근
척측수근신근
장무지외전근

근육 – 팔

구용어	신용어	원어
승모근	등세모근	Trapezius
삼각근	세모근	Deltoid
대흉근	큰가슴근	Pectoralis major
상완이두근	위팔두갈래근	Biceps brachii
상완삼두근	위팔세갈래근	Triceps brachii
상완근	위팔근	Brachialis
전완근(전면)	아래팔근육	Forearm muscles
– 원회내근	원엎침근	Pronator teres
– 완요골근	위팔노근	Brachioradialis
– 장장근	긴손바닥근	Palmaris longus
– 요측수근굴근	노쪽손목굽힘근	Flexor carpi Radialis
– 얕은천지굴근	손가락굽힘근	Flexor digitorum superficialis

구용어	신용어	원어
극하근	가시아래근	Infraspinatus
소원근	작은원근	Teres minor
대원근	큰원근	Teres major
전완근(후면)	아래팔근육	Forearm muscles
– 장요측수근신근	긴노쪽손목폄근	Extensor carpi radialis longus
– 단요측수근신근	짧은노쪽손목폄근	Extensor carpi radialis brevis
– 지신근	손가락폄근	Extensor digitorum
– 척측수근신근	자쪽손목폄근	Extensor carpi ulnaris
– 장무지외전근	긴엄지벌림근	Abductor pollicis longus

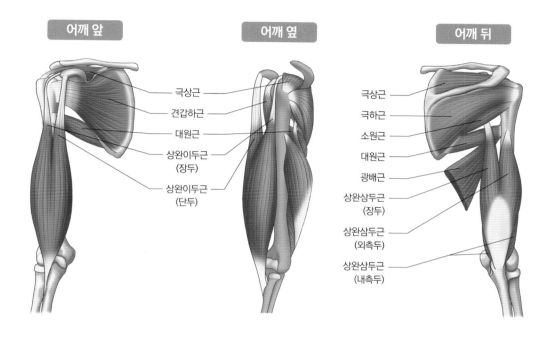

어깨 앞

극상근
견갑하근
대원근
상완이두근
(장두)
상완이두근
(단두)

어깨 옆

어깨 뒤

극상근
극하근
소원근
대원근
광배근
상완삼두근
(장두)
상완삼두근
(외측두)
상완삼두근
(내측두)

근육 – 어깨

구용어	신용어	원어
회전근개	돌림근띠	Rotator cuff
– 극상근	가시위근	Supraspinatus
– 극하근	가시아래근	Infraspinatus
– 견갑하근	어깨밑근	Subscapularis
– 소원근	작은원근	Teres minor
대원근	큰원근	Teres major
상완이두근	위팔두갈래근	Biceps brachii
광배근	넓은등근	Latissimus dorsi
상완삼두근	위팔세갈래근	Triceps brachii

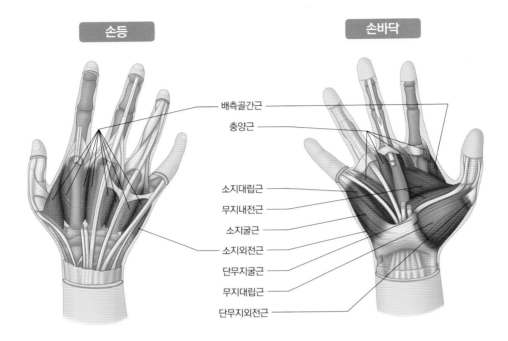

손등   손바닥

배측골간근
충양근

소지대립근
무지내전근
소지굴근
소지외전근
단무지굴근
무지대립근
단무지외전근

근육 - 손

구용어	신용어	원어
배측골간근	등쪽뼈사이근	dorsal interosseus
소지외전근	새끼벌림근	abductor digiti minimi
충양근	벌레근	Lumbricals
소지굴근	새끼굽힘근	Flexor digiti minimi
소지대립근	새끼맞섬근	Opponens digiti minimi
무지내전근	엄지모음근	adductor pollicis
단무지굴근	짧은엄지굽힘근	Flexor pollicis brevis
무지대립근	엄지맞섬근	Opponens pollicis
단무지외전근	짧은엄지벌림근	Abdoctor pollicis braevis

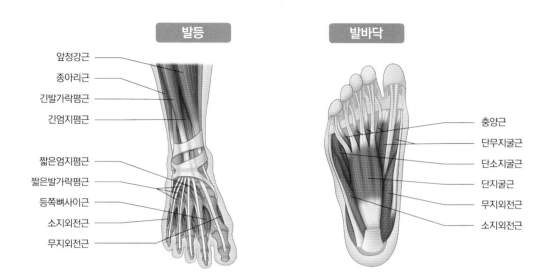

발등　　　　　　　　　　　　발바닥

앞정강근
종아리근
긴발가락폄근
긴엄지폄근

짧은엄지폄근
짧은발가락폄근
등쪽뼈사이근
소지외전근
무지외전근

충양근
단무지굴근
단소지굴근
단지굴근
무지외전근
소지외전근

근육 – 발

구용어	신용어	원어
전경골근	앞정강근	Tibialis anterior
비골근	종아리근	Peroneus
장지신근	긴발가락폄근	Extensor digitorum longus
장무지신근	긴엄지폄근	Extensor pollicis longus
단무지신근	짧은엄지폄근	Extensor pollicis brevis
단지신근	짧은발가락폄근	Extensor digitorum brevis
배측골간근	등쪽뼈사이근	Dorsal interossei
무지외전근	엄지외향근	Abductor pollicis
소지외전근	새끼외향근	Abductor digiti minimi
충양근	벌레근	Lumbricals
단무지굴근	짧은엄지굽힘근	Flexor pollicis brevis
단소지굴근	짧은새끼굽힘근	Flexor digiti minimi brevis
단지굴근	짧은발가락굽힘근	Flexor digitorum brevis

통증 때려잡는 스트레칭

초판 1쇄 발행 2022년 2월 8일
초판 3쇄 발행 2022년 3월 31일

지은이 PT재석 (최재석)
펴낸이 정덕식, 김재현
펴낸곳 (주)센시오

출판등록 2009년 10월 14일 제300-2009-126호
주소 서울특별시 마포구 성암로 189, 1711호
전화 02-734-0981
팩스 02-333-0081
메일 sensio@sensiobook.com

기획 심보경
편집 허슬기
모델 홍유진
사진 MANI studio 노현우

ISBN 979-11-6657-052-0 03510

소중한 원고를 기다립니다. sensio@sensiobook.com